Usted puede hacer una Diferencia

*14 principios
para influir en las vidas*

GARY R. COLLINS

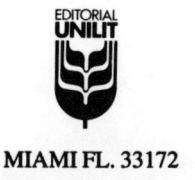

Editorial UNILIT

MIAMI FL. 33172

Publicado por
Editorial **Unilit**
Miami, Fl. 33172
Derechos reservados

Primera edición 1995

© 1992 por Gary R. Collins
Publicado originalmente en inglés con el título:
You Can Make a Difference por Zondervan Publishing House
Grand Rapids, Michigan
Todos los derechos reservados. Ninguna parte de este libro puede ser reproducida excepto en pasajes breves para reseña, ni puede ser guardada en ι sistema de recuperación o reproducido por medios mecánicos, fotocopiadora, grabadora o de otras maneras, sin el permiso de los editores.

Traducido al español por: Nellyda Pablovsky

Citas bíblicas tomadas de:
Santa Biblia, Revisión de 1960
©Sociedades Bíblicas en América Latina
Usada con permiso

Producto 490235
ISBN 1-56063-506-1
Impreso en Colombia

Printed in Colombia

Dedicado a

Arthur y Berniece Matthews,

de Portland, Oregon,

personas verdaderamente influyentes,

cuyos impactos perduran.

Contenido

Agradecimientos   9

Primera parte
¿Quién puede hacer una diferencia?

1. ¿Qué hace que seamos personas influyentes?   13

2. ¿Cuáles son las características de un hacedor de diferencias?   25

3. ¿Qué impide a una persona influir favorablemente en otros?   37

Segunda parte
Cómo ser una persona verdaderamente influyente

4. Evalúe sus pensamientos   61

5. Evite enredarse en pecados   85

6. Camine en pos de metas claras   99

7. Enfoque su vida en Cristo   109

8. Espere resistencias   117

9. Establezca relaciones a largo plazo   125

10. Busque la forma de ayudar al prójimo	139
11. Administre sus recursos	155
12. Elija buenos mentores	165
13. Conságrese a orar	185

Tercera parte
Ser influyente en la vida diaria

14. Familias verdaderamente influyentes	195
15. Personas verdaderamente influyentes en sus comunidades	219
16. Personas especiales que influyen en otras	243
17. Usted puede influir en otros	267
Apéndice	281
Notas	285

Agradecimientos

«*No importa lo que quieras realizar, alguién te ayudará*».

Estas sabias palabras de Althea Gibson son aplicables a todo aquel que escriba un libro, esta fue una verdad muy importante especialmente a mí.

Fueron muchas las personas que me ayudaron con la producción de este libro, incluyendo los protagonistas de los casos aquí narrados. Estoy agradecido a todos ellos. Quiero también extender mi especial gratitud a las siguientes personas, quienes leyeron y criticaron partes del manuscrito antes que fuera publicado: Tim Clinton, Lynn Collins, Mark Mittelberg, Steve Sandage, Ken Wessner, Sandra Vander Zicht y especialmente mi esposa, Julie Collins.

Primera parte
¿Quién puede hacer una diferencia?

1
¿Qué hace que seamos personas influyentes?

«¡Mamá! ¡Rápido! ¡Corre; la casa se quema!»

Sukey saltó fuera de su cama como catapultada por las vocecitas aterradas; agarró a sus dos hijas, salió corriendo del dormitorio en dirección al pasillo, ya iluminado por las llamas cercanas a la escalera. Densas nubes de humo negro cegaron sus ojos. Sukey se puso a orar fervientemente mientras se dirigía tambaleante hacia la puerta de calle.

Afuera el aire nocturno estaba frío. Sukey salió descalza a través del pasto húmedo del jardín, llevando consigo a las niñitas. Detrás suyo las crepitantes llamas anaranjadas se elevaban hacia el cielo negro y arrojaban un brillo fantasmal en las caras de los vecinos que venían corriendo en su ayuda.

De pronto, una pequeña cabecita apareció por una ventana del segundo piso de la casa incendiada. Era Jackie, el hijo predilecto de Sukey. De apenas cinco años, su silueta se reflejaba contra el telón de fondo de las llamas, las que parecían un sólido bloque ígneo. Jackie era el que más se parecía a su madre.

Sin vacilar, dos valientes vecinos se lanzaron a la hoguera infernal. Uno se puso contra la pared, mientras que el otro se subía en sus hombros, agarrando al niño por su pelo. El niño cayó al pasto y pudo arrastrarse hasta su madre, justo antes de que el techo se derrumbara.

El segundo piso no tardó en caer también. Entonces, mientras Sukey y los vecinos miraban en atónito silencio, las paredes se desmoronaron lentamente –en forma casi majestuosa– para formar una pila de ceniza, escombros, chispas y carbones.

Sukey perdió todo lo que tenía en esa noche: la casa que era su hogar, los libros que amaba, así como la guía devocional que había estado escribiendo para sus hijos durante varios meses. El incendio fue solamente uno de los muchos reveses que nublaron la vida de Sukey, una mujer inteligente que aprendió por sí sola el griego y el hebreo. Toda su vida había añorado la universidad, sin embargo le tocó vivir en una época en que la educación superior estaba limitada a los varones. Los problemas financieros y un matrimonio inestable marcaron su vida adulta. Los niños nacieron con demasiada frecuencia y los débiles se murieron. Sukey solía estar débil y enferma, luchando sola para criar a los niños mientras su marido se ausentaba por meses.

Con el tiempo pudo reconstruir la casa y empezó un servicio dominical vespertino para sus hijos. Primero aparecieron un par de vecinos que se unieron a la adoración, pero pronto se sumaron más de doscientos los aldeanos que se apretaban en la casa para oír las oraciones y los mensajes, semana tras semana. Nadie se sorprendió que el cura de la localidad pusiera reparos. Sus sermones vacíos significaban poco o nada para la gente que iba a su iglesia. Los devocionales vespertinos de Sukey satisfacían necesidades espirituales, por lo que su casa se llenaba. Pero los servicios eran dirigidos por una mujer sin ordenar, en el dominio territorial de una iglesia débil dominada por un clero santurrón, quienes le ordenaron a Sukey que dejara de organizar esos servicios.

A los pocos años, los hijos de Sukey comenzaron a dejar el hogar. Algunos se casaron mal, otros se fueron a estudiar lejos de casa cuando eran demasiado jóvenes. Jackie tenía apenas once años cuando se fue a estudiar a Londres. Su hermano Charles ni siquiera llegaba a los ocho. Sukey empezó a sufrir frecuentes depresiones, las cuales la debilitaban cada vez más.

¿Habrá sentido Sukey que su vida fue un fracaso

completo cuando murió a los setenta y tres años? Ninguno de esos años había sido fácil en absoluto. Sus sueños nunca se realizaron. Jackie y Charles se fueron como misioneros, pero regresaron al hogar derrotados, descorazonados.

Pese a todo, las oraciones de Sukey, su ejemplo espiritual, las enseñanzas de la Biblia y su calidad de madre dedicada a sus hijos tuvieron un impacto indeleble en sus hijos, a la vez que harían un impacto perdurable en el mundo. Charles y su hermano Jackie, más conocido como John, fueron usados por Dios para empezar un enorme reavivamiento que cambió miles de vidas, influyó en el curso de la historia británica y llevó a fundar la iglesia metodista. John Wesley viajó durante toda su vida miles de kilómetros a caballo predicando el Evangelio y llevando personas a Cristo. Charles compuso más de 6.000 himnos, muchos de los cuales aún cantamos hoy. Los hermanos Wesley fueron personas verdaderamente influyentes.

Sukey, más conocida como Susanna Wesley, también fue verdaderamente alguien que hizo una diferencia, aunque nunca lo supo.[1]

Usted puede hacer una diferencia

Las páginas de este libro tienen un mensaje fundamental: Todos, incluso usted, pueden ser verdaderamente ingluyentes en este mundo. No hay que ser un Wesley, un padre modelo, un predicador, escritor, ni el triunfador en tu trabajo. No tiene que ser perfecto, santo, rico, congeniar con todos, ser sumamente educado, tener excelente salud, ser excepcionalmente inteligente, lleno de confianza en ti mismo, ni siquiera algo inusual. Puede, de todo modos, ser verdaderamente influyente sin que importe quién es, dónde vive o la frecuencia de sus fracasos. Nunca será demasiado joven, muy viejo, inseguro, poco educado, enfermizo o imperfecto. Las páginas que siguen se refieren a famosos que fueron verdaderamente influyentes, como los Wesley, pero habrá también ejemplos de personas anónimas y corrientes, quizá gente como usted, cuyas vidas y palabras han hecho una buena diferencia.

Todos conocemos grandes hombres y mujeres cuya visión, liderazgo y actos de valor conmovieron imperios y cambiaron la historia. Algunos, como Hitler y Stalin, son recordados por su desalmada crueldad y egoísta lujuria de poder. Estos individuos verdaderamente influyentes hicieron un daño realmente increíble. En cambio, otros como Churchill y Eisenhower también fueron influyentes, terminaron valientemente guerras y alentaron a naciones enteras durante épocas sombrías llenas de dificultades y destrucción.

Es cierto que no abundan los Churchill ni los Eisenhower en este mundo, así como en la iglesia hay pocos Billy Graham y escasean las Madre Teresa. La mayoría de nosotros nunca llegará a posiciones de gran poder, eminencia e influencia. Algunos triunfarán de acuerdo a los estándares del mundo pero es improbable que, al final de la vida, nuestros nombres figuren en los anales históricos que catalogan a los grandes influyentes.

Muchos podemos ser como mi madre. Hace pocos años se le vino el mundo abajo al fallecer mi papá; como fue perdiendo la vista, no pudo seguir manejando el automóvil de la familia, el cual tuvo que ser vendido. La artritis hizo más lento su caminar y le impidió aventurarse muy lejos del departamentito donde vivía sola. Luego de un tiempo corto, los vecinos que se habían mostrado muy solícitos al principio volvieron a llevar sus vidas ocupadas de siempre, dejándola sola para arreglárselas con la soledad y la viudez. Su actitud siempre ha sido buena, rara vez se queja, pero hay una cosa que la tiene perpleja.

Ella dice: «No sé por qué sigo aquí. No puedo hacer nada. Tengo que depender de otras personas si quiero ir a comprar o hacer otra cosa. Mi vida no le importa, en verdad, a nadie, lo único que puedo hacer es orar.»

Así las cosas, la vieja señora se ha vuelto toda una guerrera de la oración. Sus intercesiones fluyen continuamente al cielo y muchos confiamos que sus oraciones sean verdadera y significativamente influyentes.

Sin embargo, mamá sigue preguntándose que hace, que metas alcanza y, sospecho, muchos tenemos dudas parecidas. Queremos ser verdaderamente influyentes y significar algo en este mundo pero dudamos que alguna vez vayamos a lograrlo. A veces ni siquiera nos molestamos en intentarlo.

¿Por qué tomarse la molestia?

Imaginemos cómo debe ser vivir enseñando en una escuela de enseñanza media, descrita por un autor como «un abigarrado montón antiguo de notable historia e innumerables problemas». Ubicada en un barrio central, violento e infestado por la droga, esta escuela ni siquiera cuenta con suficientes aulas, profesores o libros pero tiene muchos alumnos de ojos vidriosos sumamente desmotivados.

Lejos, en sus elegantes oficinas, caprichosos funcionarios administrativos planifican los presupuestos escolares y dictan políticas educacionales. Estos educadores en absolutos amables, evaluados por un crítico como «desconsiderados cuando no egoístas, arbitrarios cuando no despóticos en el ejercicio de cualquier cuota de poder que posean». Son parte del sistema escolar que «no está sujeto a un control de calidad o de rendición de cuentas por parte del alumnado o del personal, y que carece de aspectos esenciales obvios (aunque está bien abastecido de burócratas), con procedimientos rígidos y profundamente injustos en algunas de sus políticas básicas».

Jessica Siegel tenía casi treinta años cuando ingresó a este sistema como profesora de inglés. Enseñó varios cursos en la escuela de enseñanza media Seward, asesoró al periódico escolar y se entregó altruistamente a sus alumnos. A menudo trabajaba hasta avanzadas horas de la noche o se levantaba antes del alba para preparar lecciones y planificar las clases. A veces se quedaba después de terminadas las clases para ayudar o guiar a los alumnos en sus tareas y demás quehaceres. Jessica se contactaba con las familias de los alumnos y dedicaba horas a poner notas. Poca gente prestó atención a lo que Jessica Siegel estaba haciendo o a la diferencia que ella estaba marcando. Pudo ser que no hubiera sido conocida fuera de su pequeño círculo de amigos y alumnos si Samuel Freedman no hubiera entrado en su vida.

Freedman es un periodista que trabajó en el *New York Times*, y que había decidido dedicar un año entero a observar y escribir la vida en la escuela de enseñanza media de la localidad donde enseñaba la profesora Siegel. Este periodista entrevistó alumnos y asistió a las clases; a veces, observaba a los profesores, muchos de los cuales lucían frustrados o aburridos dedicados a llenar horas. Quizá Samuel Freedman deseaba escribir un libro que narrara la inspiradora historia de una profesora determinada que era verdaderamente influyente a pesar de sus circunstancias y frustraciones. Pero al terminarse las clases en la primavera pasada y al irse el periodista a escribir su libro, la profesora tomó una inquietante decisión: Jessica Siegel renunció y se fue de esa escuela.

Los oradores motivacionales, llenos de buenas intenciones, o los pensadores probabilísticos dirían que ella desertó. Ciertamente Jessica sabía que se necesitaban desesperadamente buenos profesores, especialmente en escuelas conflictivas. ¿Por qué le dio la espalda a los poco alumnos motivados, aunque atrapados, de esa escuela que en realidad querían ser alguien en la vida? ¿Acaso no quería Jessica Siegel que su vida sirviera para algo? ¿Por qué aplaudieron algunos observadores, más caritativos, a esa profesora por haber durado lo que duró, sin fijarse en su renuncia?[2]

Jessica Siegel quería ser verdaderamente influyente, cosa que logró en unas cuantas vidas pero su historial de frustraciones suscita una pregunta elemental referida a la verdadera influencia: ¿por qué tomarse la molestia?

Hay muchas razones que nos indican que debemos tomarnos la molestia de ser verdaderamente influyentes, pero hay tres que son las más importantes, que se aplican a personas como usted y como yo. Cada una de ellas nos da una razón para interesarnos por ser verdaderamente influyentes cuando pasamos por esta vida.

La primera razón es que *nuestro mundo depende de ello*. La sociedad, incluyendo los vecindarios donde vivimos, nunca sobreviviría si la gente viviera como islas, sin rozarse entre sí y sin interesarse por las personas fuera de sí mismas o sus propias familias. Generaciones de sociólogos y antropólogos han demostrado que las personas viven en grupos que se apoyan y necesitan unos a otros.

¿Cómo sería este mundo si no hubiera buenos samaritanos, ni gente que ayuda a la gente sin permitir que les estorben las diferencias raciales, nacionales, religiosas o sus atareados días para ayudar a alguien necesitado? La parábola bíblica sólo nos permite imaginarnos cómo debe haberse sentido el hombre herido, asaltado, golpeado y medio muerto cuando despertó en la posada descubriendo que un extraño, un extranjero, se había detenido para ayudarlo.[3]

Nuestro mundo está repleto de violencia, insensibilidad, ambición, odio y egoísmo. Los periódicos así lo muestran cada día pero esos mismos periódicos muestran como se levantan naciones enteras para ayudar a las víctimas de terremotos, tornados, inundaciones devastadoras, hambrunas indescriptibles, tragedias personales y el dolor de la guerra. Algunos siguen de largo cuando ven un accidente en la carretera, tal como el sacerdote y el levita, pero otros se paran para ayudar en lo que sea. Algunas personas mantienen bien cerradas sus billeteras cuando el desastre se hace presente, pero otros aflojan los lazos y dan generosamente aunque sus propios presupuestos sean muy estrechos. Pese al núcleo de pecado humano y de actitudes egocéntricas, hay algo en la mayoría de nosotros que tiende a ayudar cuando hay una necesidad humana. En algunas partes hay miedos legítimos porque comprometerse puede significar salir herido o dañado pero hasta los barrios infestados por el delito cuentan con personas consagradas que se preocupan por ayudarse unos a otros, cualquiera sea el costo. El mundo se desintegraría en el caos sin estas personas compasivas.

Una segunda razón por la cual molestarnos para ser verdaderamente influyentes es que *nuestra realización en la vida depende de eso*. Jesús nunca le dijo a quienes le oían cómo se sintió el buen samaritano cuando se fue de la posada para continuar su viaje. ¿Será que siguió camino sintiéndose realizado porque había hecho algo útil, sin inflarse de orgullo pecador o vanidad de la justicia propia? Sus viajes habían sido interrumpidos pero sus acciones fueron verdaderamente influyentes.

Nos inunda una profunda sensación de satisfacción y realización cuando nos tomamos el tiempo y la energía para hacer algo que vale la pena. No queremos tirar nuestros años por la borda al concluir que nuestras vidas no fueron verdaderamente influyentes con nadie.[4]

La tercera razón para ser verdaderamente influyente es que *Dios lo espera*. Cuando Adán fue creado fue puesto en el jardín del Edén para trabajarlo y cuidarlo. Dios dijo a Adán y Eva que fueran fértiles e incrementaran su número, que llenaran la tierra y la sometieran. La vida tenía que abarcar más que el mero oler rosas y maravillarse ante la belleza de las orquídeas.[5]

Leemos en la Biblia, desde casi su primera página hasta la última, sobre gente que fue verdaderamente influyente y aprobada por Dios; algunos fueron poderosos y famosos, otros, sin poder y desconocidos; algunos, profundamente religiosos en cambio hubo otros que no lo fueron.

Unos pocos fueron comandantes de poderosos ejércitos que conquistaron grandes naciones pero la mayoría se ocupó de sus asuntos diarios mostrando escaso interés por ser verdaderamente influyentes.

La venida de Jesucristo, Hijo de Dios, fue central en este drama bíblico. El vivió una vida perfecta, nos enseñó cómo ser verdaderamente influyentes y murió para pagar por los pecados de personas como usted y como yo. El prometió hacer una diferencia radical en las vidas de quienes confiesen sus pecados y Lo hagan su salvador y líder. Jesús sigue hoy perdonando pecados en forma gratuita, dando vida abundante en la tierra y prometiendo vida eterna en el cielo. Antes de irse de este planeta Jesús instruyó a sus seguidores a que fueran verdaderamente influyentes yendo a todo el mundo a hacer discípulos.[6]

La iglesia de los primeros tiempos procuró cumplir ese mandamiento. Las pequeñas congregaciones fueron echando raíces y creciendo por todo el mundo conocido. Los seguidores de Cristo aprendieron que los creyentes consagrados iban a recibir poder, sabiduría, oportunidades y dones espirituales especiales que fortalecerían a la iglesia equipando al pueblo de Dios para ser verdaderamente influyente.[7]

Los creyentes sinceros suelen diferir en sus forma de interpretar la Biblia pero están, todos, de acuerdo en que Dios, el soberano verdaderamente influyente en última instancia, espera que nosotros seamos también verdaderamente influyentes.[8]

Los hacedores de diferencias olvidados

John Wesley caminó o cabalgó medio millón de kilómetros en cincuenta años, mucho antes de los trenes a vapor o de los aviones a retropropulsión. Predicó más de cuarenta mil sermones y aunque no había micrófonos en su época se dirigió, a veces, a multitudes compuestas por más de veinte mil personas. No escribió libros de teología ni fundó una organización evangelística pero estimuló a sus seguidores a que formaran pequeños grupos para estudiar la Biblia, orar, disciplinar, apoyarse y rendirse cuentas mutuamente. Wesley desarrolló un método para discipular al prójimo y envió equipos de predicadores itinerantes. Wesley amaba a los pobres y combinó el evangelismo afectuoso con la reforma social activa.[9] En su tiempo libre Wesley publicó un diccionario del idioma inglés y escribió un manual de medicina casera que tuvo más de veinte ediciones. Hoy, hasta sus críticos reconocen que Wesley fue verdaderamente influyente.

El fundador del metodismo debe haber pensado en el furioso incendio que casi ahogó su joven vida mientras iba por los polvorientos caminos rurales. El se describía como «tizón arrancado del fuego» para uso de Dios.

Queda claro que Dios usó mucho a Wesley pero también a esos hombres olvidados que arriesgaron sus vidas para rescatar de las llamas a un aterrorizado niño de cinco años. El niño creció para volverse verdaderamente influyente pero esto nunca hubiera sucedido sin esos valientes que lo rescataron, cuyos nombres solamente Dios conoce.

Puede que hayan sido campesinos que trabajaban los campos vecinos y que rara vez tuvieron tiempo para leer un libro. Puede que hayan sido personas que lucharon duro para mantenerse, que se cuestionaron sobre la manera de criar sus hijos, que no llegaron a la universidad y que nunca encontraron mucha realización en su vida. Pero esos hombres que rescataron al niño fueron, en forma significativa, como ese mismo pequeño cuyos sermones iban a conmover al mundo un día.

Ellos también fueron verdaderamente influyentes.

Características destacadas del capítulo

- Debemos procurar ser verdaderamente influyentes porque nuestro mundo depende de ello; nuestra realización en esta vida depende de ello y Dios lo espera.

- Algunas personas verdaderamente influyentes son famosos y muy poderosos; sin embargo, la enorme mayoría de nosotros seremos verdaderamente influyentes sin que lo advierta mucha gente, pero Dios sí se da cuenta.

2
¿Cuáles son las características de un *hacedor de diferencias*?

A comienzos del presente siglo, poco después de la Primera Guerra Mundial, un niño de la ciudad de San Francisco, estado de California, pidió un violín a sus padres. Esta era una petición desacostumbrada de parte de un niño de cuatro años, pero sus padres le compraron el instrumento y el niño empezó a tocar.

Para sorpresa de todos, tocó bien, muy bien.

Tres años después se presentaba en un concierto. A los ocho años dio un recital en el teatro de la ópera en Manhattan. Dos años después tocó el concierto para violín de Beethoven con la orquesta filarmónica de la ciudad de Nueva York.

Los críticos estaban impresionados y el público amaba a este pequeño y regordete prodigio de pantalones cortos, cuyas manecitas podían extraer música tan hermosa de su violín, de tamaño menor que lo normal.

Al año siguiente debutó en Europa. Mientras el gran Bruno Walter dirigía la Filarmónica de Berlín, el joven violinista, ni siquiera adolescente aún, tocaba conciertos de los tres B: Bach, Beethoven y Brahms.

Los auditorios se enloquecían con fervoroso entusiasmo. El físico y violinista aficionado, Albert Einstein, corrió a las bambalinas y abrazó al niño, exclamando: «¡Ahora creo que Dios existe!»

Giras por todo el mundo, titulares de primera plana, contratos para grabar, conciertos con las orquestas más famosas del mundo dirigidas por los más célebres directores, todo eso siguió al niño que crecía haciéndose adulto.

Algunos dicen que su carrera se acabó después que cumplió los veinte años. Los críticos de música se quejan de que sus presentaciones de adulto nunca han igualado siquiera la asombrosa belleza y potencia emocional de sus grabaciones de adolescente. Aun así, Sir Yehudi Menuhin es conocido hoy como uno de los más grandes violinistas de este siglo. El ahora anciano Menuhin es considerado como el abuelo espiritual de los jóvenes virtuosos de hoy, en una época en que varios músicos adolescentes muy destacados recorren el mundo, cautivando a los públicos amantes de los conciertos.

Sir Yehudi Menuhin ha sido verdaderamente influyente en el mundo de la música.

Realizadores de vanguardia

La mayoría de nosotros se asombra ante prodigios como Yehudi Menuhin o el joven Mozart, que daba recitales en el clavicordio a los cuatro años y que antes de cumplir los cinco compuso «Twinkle Twinkle Little Star» (Brilla, brilla, estrellita). Nos maravillamos ante la agilidad de los gimnastas que ganan las medallas o las proezas desafiantes de la muerte de los artistas del circo, que asombran a los públicos con deslumbrantes despliegues bajo la gran carpa. Apilamos halagos (también dinero) sobre los atletas profesionales que tienen genuinas destrezas y loamos sus habilidades, por lo menos cuando ganan.

Son pocos los que pueden identificarse con esas personas excepcionales, que no son como nosotros. Sus logros superan todo lo que pudiéramos soñar con cumplir nosotros mismos. Sin embargo, de acuerdo con Charles Garfield, todos podríamos ser realizadores de vanguardia, pues cuando él trabajó como joven programador de computadoras para la misión espacial de la Apolo 11, fue consumido por el entusiasmo de sus colegas, cuya gran mayoría eran personas desconocidas, dedicadas a una tarea en común: poner en la luna al primer hombre. Ellos encontraron, como grupo, la manera de ser verdaderamente influyentes en la historia científica.

El primer paso de Neil Armstrong en la luna inspiró al mundo y lanzó a Charles Garfield a una nueva carrera; empezó a buscar personas que fueran realizadores de vanguardia aunque nunca subieran al estrellato, pero cuyos esfuerzos influyeran verdaderamente en sus trabajos, sus hogares y sus comunidades.

Garfield encontró a estas personas desparramadas por toda la sociedad. Se desempeñan en diferentes ocupaciones y tienen intereses diferentes, no obstante todos tienen algo en común: metas que quieren alcanzar. Han aprendido a disciplinarse a sí mismos y aceptar la responsabilidad por medio de sus conductas. Respetan a los demás y trabajan bien como miembros de un equipo. Enfrentan tantos obstáculos como el resto de nosotros y pasan por momentos muy difíciles, pero cuando fallan rara vez se quedan parados por largo tiempo. Garfield observa que «los realizadores de vanguardia siempre sienten que pueden hacer algo sin que importe cuán difícil se vuelva la cosa ni cuán enorme sea el esfuerzo que asalte a la mente y al cuerpo; invariablemente siguen adelante».[1]

Invariablemente, ellos hacen la diferencia.

La gente que Dios usa

La mayoría de las personas que fueron influyentes en la Biblia no fueron bien conocidas, al igual que muchos realizadores de vanguardia. Unos cuantos tuvieron características sobresalientes, otros lograron riqueza e importancia, sin embargo la mayoría ni siquiera parecía calificada para la obra que Dios les asignó.

Algunos se resistieron. Moisés debe haberse alegrado al saber que Dios iba a rescatar a los oprimidos israelitas de sus amos egipcios, cuando se halló frente a la zarza ardiente en el desierto. Pero cuando Dios le dijo: «te enviaré a Faraón, para que saques de Egipto a mi pueblo, los hijos de Israel», Moisés comenzó a disculparse; el hombre que muchos consideran ser el mayor de todos los líderes de Israel, intentó librarse de ser verdaderamente influyente.

Jonás hizo algo parecido; no se resistió en forma verbal sino que huyó, esperando que Dios no se diera cuenta.

Gedeón fue más cooperador pero pidió dos veces una señal para asegurarse bien que realmente era él a quien Dios quería para dirigir un ejército a la lucha. Cuando Gedeón se decidió finalmente y marchó a la lid, el Señor le anunció que eran demasiados los soldados que llevaba. El ejército fue reducido en el 90% y solamente fueron trescientos los hombres que fueron a la batalla. Ciertamente algunos deben haber ido arrastrando sus pies pero ganaron en forma decisiva porque Dios estaba con ellos.[2]

Algunos no servían. Naamán era el comandante en jefe del ejército del rey de Siria. La Biblia lo describe así: «era varón grande delante de su señor, y lo tenía en alta estima». Naamán era todo un triunfador y un valiente soldado pero tenía lepra.

Quizas se acuerde del relato del viaje de Naamán a ver al rey de Israel, esperando hallar remedio. El general llevó toda una fortuna en oro y otros tesoros para pagar por ser curado de su odiosa enfermedad. Cuando el rey lo mandó a Elías, este comandante esperaba ser recibido con grandes honores y curado en alguna forma espectacular. En lugar de eso, Elías le mandó un mensajero que le dijo a Naamán que se bañara siete veces en el sucio río Jordán. El poderoso líder, desengañado, se negó con su orgullo herido pero su junta de ayudantes lo convenció que se metiera las siete veces en el Jordán. Naamán se curó.

¿Quién empezó todo este proceso? No sabemos el nombre de ella, una israelita, tomada cautiva muy joven, que servía como criada de la esposa de Naamán. Dios usó a este insignificante aunque particular individuo para sugerir que Naamán podía ser curado.[3]

El apóstol Pablo es mucho más conocido que la sirvienta. El llevó el Evangelio por todo el imperio romano. Predicó asiduamente pero hay pruebas que indican que no era un buen orador; a veces, se sentía débil y hasta temblaba.[4] Como orador no siempre supo cuando detenerse.

Una vez predicó hasta la medianoche y un miembro de la congregación que lo escuchaba, un joven de nombre Eutico, se quedó dormido. Desafortunadamente para él, estaba sentado en el borde de una ventana de un tercer piso. Mientras Pablo seguía hablando, el joven Eutico se cayó de la ventana a la calle. Todos pensaron que se había matado.

Pablo dijo «no se alarmen», detuvo el sermón, fue a la calle y revivió al joven. Entonces, en lugar de terminar su prédica, volvió al púlpito, retomó el sermón y siguió hablando hasta el alba.[5]

Yo no quiero criticar duramente a Pablo. Puede que haya sido un poco insensible como predicador pero sus escuchas estaban ansiosos por aprender. Pablo hizo evidentemente cambios espectaculares en su mundo aunque él se sintiera inadecuado.

Pedro fue también una persona verdaderamente influyente pero, en su vida natural, era impulsivo. Rahab fue usada por Dios aunque trabajaba de prostituta. Elizabeth era una señora anciana sin hijos y fue la madre de Juan el Bautista. María era una sencilla niña campesina que agradó a Dios y llegó a ser la madre del Mesías.

David fue verdaderamente tan influyente que es mencionado en la Biblia con más frecuencia que cualquier otro personaje bíblico. Pero empezó su vida como pastor, tan poco calificado que su padre olvidó mencionarlo cuando

Samuel vino en busca de alguien que fuera el rey de Israel.

Dios no usa siempre, para hacer su obra, a las personas sabias, influyentes o de noble cuna, «sino que lo necio del mundo escogió Dios, para avergonzar a los sabios; y lo débil del mundo escogió Dios, para avergonzar a lo fuerte; y lo vil del mundo y lo menospreciado escogió Dios, y lo que no es, para deshacer lo que es».[6] A menudo Dios ha escogido a los improbables de este mundo para que sean su gente especial que es verdaderamente influyente.

Algunos empezaron tarde. Abraham fue padre cuando tenía cien años, no mucho más que su esposa, la flamante madre. Moisés pasó ochenta años en el desierto antes de erguirse como líder de Israel. Josué era, con toda probabilidad, el hombre más viejo del campamento cuando asumió el mando y condujo a los israelitas a cruzar al otro lado del Jordán entrando a la Tierra Prometida.

Mucho más inolvidable es la historia de José, el hijo favorito de su padre, que fue vendido como esclavo por sus celosos hermanos mayores. Fue llevado a Egipto por una caravana de mercaderes que pasaba por el lugar. Allá fue vendido a Potifar, uno de los funcionarios de alto rango del faraón.

José tenía «hermoso semblante y buena presencia», tanto que la esposa de Potifar trató de seducirlo. El se resistió, de modo que la despreciada mujer mintió sobre el incidente y su marido hizo encarcelar a José. Pasaron varios años antes que fuera puesto en libertad pero, en su oportunidad, José llegó a ser el segundo del país, subordinado solamente al rey egipcio. Solamente entonces fue reunido con su anciano padre y hermanos mayores.

Cuando murió el padre de José, sus hermanos sabían que él podía vengarse, cosa que José no hizo, explicándoles: «Vosotros pensasteis mal contra mí, mas Dios lo encaminó a bien, para hacer lo que vemos hoy, para mantener en vida a mucho pueblo».[7] José entendió que, a veces, Dios espera un tiempo o nos pone de lado transitoriamente antes de usarnos para hacer cambios. Más adelante, El usa nuestras experiencias para hacernos mejores personas verdaderamente influyentes.

Algunos empezaron mal. Dios le dijo a Jonás que fuera a Nínive pero él se fue en dirección opuesta y terminó dentro del estómago de un pez. Dios le dió otra oportunidad a Jonás.

Sansón era un hombre de increíble fuerza cuyo servicio santo fue interrumpido cuando se enamoró de Dalila, perdiendo ambos ojos y su fuerza. Pero Dios escuchó la oración final de Sansón, le dió otra oportunidad y le permitió derrumbar un templo gentil lleno con tres mil adoradores paganos.

David había peleado numerosas batallas y, finalmente, fue rey cuando se acostó con Betsabé una noche y la dejó embarazada. Tratando de cubrir su inmoralidad, el rey David, descrito en otra parte como el hombre con el corazón de Dios, mintió y asesinó. Pero Dios le dio otra oportunidad más.

Pedro fue escogido para ser uno de los apóstoles pero negó tres veces a Jesús en la víspera de la crucifixión. Cuando salió de la corte del sumo sacerdote, llorando amargamente, Pedro debe haber pensado que estaba acabado como discípulo pero Jesús le perdonó y le dio una segunda oportunidad. A las pocas semanas, este discípulo predicó un poderoso sermón en el día de Pentecostés y se volvió líder de la iglesia de los primeros tiempos.

Juan Marcos fue uno de los primeros misioneros del mundo. Acompañó a Pablo y Bernabé en su primer viaje misionero pero los dejó a mitad de camino para volver a casa. Más adelante, Pablo y Bernabé se separaron debido a su profundo desacuerdo en lo tocante a volver o no a llevar a Juan Marcos en un segundo viaje. Pero Dios le dio otra oportunidad al joven. Más tarde hasta Pablo reconoció que Marcos se había vuelto «muy servicial» en el ministerio.

¿Qué podemos aprender de estos ejemplos bíblicos?

Por supuesto, Dios trabaja mediante personas sumamente educadas, consistentemente fieles, bien preparadas y ubicadas en importantes posiciones pero, más a menudo, Dios usa gente común y corriente para que sea su gente verdaderamente influyente. El usa personas que suelen resistir al comienzo, personas que no cumplen requisito alguno, personas que empiezan tarde y hasta aquellas que antes lo echaron todo a perder.

Dios usa gente como nosotros.

¿Qué acerca nuestro?

A pesar de no haber sido nunca no haber sido nunca un realizador de vanguardia, ¿Puede alguien ser un *hacedor de diferencias*? ¿Podrán las palabras de este libro ayudarle a tener influencia sobre la vida de otros? ¿Será que este libro va a acompañar a otros tantos que juntan polvo en su biblioteca mientras se dedica a alguna otra cosa, sin que sea verdaderamente más influyente al final que lo que fue antes de comenzar a leerlo?

La respuesta, en parte, depende de usted.

Sin embargo, estoy convencido de que toda persona que lo desea puede ser influyente en las vidas de otras personas. Los creyentes de los primeros tiempos pusieron su mundo «de cabeza» porque fueron facultados por el Espíritu Santo y motivados para impactar de verdad. De manera similar los cristianos actuales podemos ser verdaderamente influyentes cuando admitamos que somos débiles pero nos dispongamos a ser fortalecidos y conducidos por el Dios todopoderoso.[8]

Puede ser que a veces nos cansemos, pero podemos depositar nuestra esperanza en el Señor que nunca se cansa y que renueva nuestra fuerza.[9]

Todos nos sentimos inadecuados en ocasiones, pero servimos a Dios que todo lo sabe, que es totalmente sabio y compasivo y dispuesto a trabajar por medio de gente que se siente incompetente.

Nos falta sabiduría con mucho más frecuencia de lo que queremos admitir y, a veces, llegamos a puntos muertos que nos dejan maltrechos, pero tenemos un Dios que da sabiduría y guía, que espera que hagamos planes pero que, entonces, abre puertas y guía nuestros pasos.[10]

Algunos escritores u oradores públicos dan reglas y sugerencias para ser verdaderamente influyente (hay muchas en este mismo libro) pero para ejercer un impacto duradero, necesitamos algo más básico que una mera fórmula. Necesitamos cambiar por dentro para poder desarrollar algunas características fundamentales de persona verdaderamente influyente, aunque esto no puede hacerse solo ni por cuenta propia. La transformación interior real es hecha por Dios, que trabaja, a veces, por medio de otras personas y que parece obrar mucho más lentamente de lo que agrada a nuestra impaciente mente.

A veces la transformación interna es estorbada por recuerdos dolorosos, heridas del pasado, conflictos internos o inseguridades ocultas profundamente que no queremos descubrir ni encarar. Hay libros para ayudarse a sí mismo que se orientan a estas problemáticas y que pueden servirle para esclarecer y eliminar algunos de estos obstáculos; probablemente un consejero competente pueda hacer el trabajo en forma más efectiva. Entonces podemos desarrollar mejor los rasgos internos de los que son verdaderamente influyentes.

Estos rasgos no son metas imposibles que solamente obtienen los brillantes o los excepcionalmente talentosos sino son características que todos nosotros podemos desarrollar con el estímulo mutuo del uno al otro y la ayuda continua de Dios.

¿Qué clase de *diferencia* queremos ejercer?

Las características que elijamos desarrollar van a determinar la clase de influencia que ejercemos verdaderamente en nuestro mundo. La parábola del hijo pródigo,[11] nos permite ver la historia de tres hombres, cada uno de los cuales fue verdaderamente influyente debido a las opciones que eligieron.

El hermano menor era desatinado y egocéntrico; pidió su parte de la herencia mucho antes que su padre muriera en lugar de dedicarse a trabajar en el negocio de la familia. El padre accedió a dársela y el muchacho partió a conocer mundo.

No tardó mucho tiempo en gastar todo el dinero, «No muchos días después, juntándolo todo el hijo menor, se fue lejos a una provincia apartada; y allí desperdició sus bienes viviendo perdidamente», En su casa deben haberse enterado del estilo de vida que llevaba el muchacho, porque la familia supo que buena parte del dinero fue a parar a manos de prostitutas.[12]

Una vez terminado el dinero, terminó también el grupo de amigos que se había hecho el jovenzuelo. Solo, hambriento, necesitado, el joven buscó trabajo pero solamente encontró un puesto para alimentar cerdos en un campo; para empeorar las cosas, los animales comían mejor que su cuidador.

EL hijo pródigo fue una clase deplorable de persona influyente; su vida impactó solamente porque se destruyó a sí mismo y a terceros. No cumplió nada digno al vivir en forma disipada; puede que hasta haya diseminado enfermedades venéreas con su conducta promiscua. Además causó gran angustia en el corazón de su entristecido padre. Todo esto resultó de las acciones autodestructoras y egoístas de un joven. Solamente se puede decir una cosa buena de este hijo pródigo: cambió.

Mientras tanto, su hermano mayor seguía en el campo de la familia, trabajando duro cada día en sus quehaceres. Quizás estaba a cargo de la empresa familiar, ejerciendo influencia verdadera al generar suficientes ganancias como para pagar a los sirvientes, comprar comida y financiar un estilo de vida que permitía que el padre organizara una gran fiesta con poca antelación. Pero este hermano mayor sentía que sus esfuerzos eran considerados como obvios. Es probable que las palabras de reconocimiento para él hayan escaseado y que haya tenido pocas ocasiones de juntarse con sus amigos. Al contrario de su hermano menor, éste, el mayor, fue un fiel y trabajador hombre verdaderamente influyente que casi se descarrió debido a sus actitudes de rabia y envidia.

El padre, en contraste, era un hombre sensible y comprensivo. Asumió riesgos al creer en la gente. ¿De qué otra manera se puede explicar su disposición de dar a su hijo menor la cuota de su legado en forma tan anticipada? El padre era generoso, paciente, compasivo, perdonador y preocupado por sus hijos. Hizo una fiesta para celebrar cuando volvió el hijo pródigo pero abandonó esa fiesta en cuanto supo de la reacción de su hijo mayor. Fue al campo para conversar con éste, urgiéndolo amablemente a ser más tolerante y menos vengativo. El padre fue verdaderamente influyente debido a los rasgos de carácter que reflejaba su vida.

Para efectuar cambios positivos en nuestro mundo debemos evitar actitudes como las que atraparon al hermano mayor; además, tenemos que alejarnos de conductas autodestructoras como las que casi arruinaron al hijo pródigo. Debemos desarrollar características como las que apreciamos en el padre que perdona.

Características destacadas del capítulo

• Algunos que son *hacedores de cambios* empiezan la vida como prodigios infantiles; cosa que no nos sucede a la gran mayoría de nosotros.

• Están quienes aprenden a ser realizadores óptimos, pero no todos.

• Los protagonistas de las historias bíblicas pueden enseñarnos respecto de los *hacedores de cambios*. Unos pocos tenían características sobresalientes, dinero y rol de importancia. Sin embargo no fue así con la gran mayoría. Dios usó *hacedores de cambios* que al principio se resistieron, que no parecían en lo absoluto calificados para la labor que debían efectuar, que empezaron tarde, que hasta fracasaron al comienzo.

• Usted puede ser un *hacedor de cambios,* aunque se canse, se sienta inepto o carezca de sabiduría.

• Dios nos transforma para que podamos desarrollar características de *hacedores de cambios.*

3
¿Qué impide a una persona influir favorablemente en otros?

El comandante Timoteo Lancaster estaba al mando de la aeronave mientras despegaban lentamente sobre las verdes colinas del sur inglés, rumbo a Málaga. Amarrados en sus asientos, dispuestos en ordenadas filas, iban muchos pasajeros en ese avión, ansiosos por llegar al tibio sol de la costa española. Se dirigían a sus descansos de vacaciones.

Sin embargo el viaje fue interrumpido repentinamente, cuando estaban a varios miles de metros arriba. El parabrisas izquierdo de la cabina del piloto se desprendió inesperadamente. La cabina perdió rápidamente la presión de aire, cayeron las máscaras de oxígeno desde sus compartimientos, mientras que el comandante Lancaster fue succionado hacia afuera, por la ventana sin vidrio, burlando el flojo cinturón de seguridad de su asiento. Un miembro de la tripulación de cabina agarró, sin vacilar, uno de los pies del comandante y se se asió firmemente de él. Un asistente del sector de pasajeros, muy alerta, se precipitó a la cabina, se amarró firmemente al asiento del comandante y asió con toda su fuerza el otro pie. El copiloto se encargó de los controles, enfilando el avión hacia el aeropuerto más cercano.

A medida que el gigantesco aparato efectuaba suavemente el acercamiento a la tierra, cada minuto parecía toda una eternidad al comandante que colgaba, plenamente consciente, sobre la nariz del avión. Mientras tanto, los asombrados pasajeros iban inermes, sentados en sus lugares, incapaces de conocer el drama que se desarrollaba a pocos metros de ellos.

A la mañana siguiente los periódicos de todo el mundo exhibían fotos del comandante del avión, ahora en un hospital, entre sus dos socorristas, mientras narraba a los periodistas lo sucedido, manifestando sentirse bien y estar listo para seguir trabajando. Los tripulantes del avión que salvaron la vida de Timoteo Lancaster fueron verdaderamente influyentes, quienes actuaron en forma instintiva y con gran valentía.

Personas verdaderamente influyentes

No somos muchos los que hemos vivido un acontecimiento tan espectacular como el rescate del comandante Lancaster, no obstante todos hemos sido influidos por otras personas, aunque fuera de maneras menos sensacionales. Puede que la persona más influyente en su vida haya sido un pastor, un profesor, un amigo o compañero de estudios cuando cursó la enseñanza media, o tal vez alguno de sus progenitores. Quizá usted fue influido por cierto escritor a quien nunca conoció, un líder político, una figura del deporte o un extraño que lo ayudó en un momento de crisis, para luego desaparecer de su vida.

Cada uno de nosotros ha sido tocado por cientos de personas, de las cuales algunas apreciamos y respetamos, mientras que otras nos causaron un inconmensurable dolor y trastornos, dejándonos solos para luchar contra el resentimiento y el odio. Algunas vidas han sido moldeadas en forma sobresaliente por una sola persona, mientras que otras han sido afectadas por tantos que ninguno de ellos sobresale.

Hay también entre nosotros quienes han luchado solos en la vida. Estas personas, algunas de las cuales pueden ser sus vecinos, colegas o compañeros de trabajo, no son capaces de pensar en alguien que haya tocado profundamente sus vidas. No tienen héroes personales y nunca han visto un ejemplo vivo de cristianismo auténtico.

Warren Bennis, experto en dirección de empresas, cree que el pragmatismo actual no está dejando héroes reales ni líderes sobresalientes. El pueblo americano, por ejemplo, admiró antaño a un Lindbergh, a un deportista como Joe DiMaggio, un bailarín astro del cine como Fred Astaire, porque fueron ejemplos de excelencia en lo que hacían. Ahora, los héroes norteamericanos son los ricos y famosos que tiene poder, prestigio y vidas lujosas.[1] A falta de algo mejor admiramos a las estrellas del espectáculo, idolatramos a «los capitanes de la industria» y hasta a los delincuentes, los inmorales o parias sociales. Preferimos leer noticias de Madonna antes que de la Madre Teresa; la monja nos deja con un sentimiento de «poca cosa», mientras que la superestrella nos hace sentir derechos y moralmente superiores.[2]

Un artículo de un periódico de hace pocos días se refería a un joven ejecutivo de la industria aeroespacial. El abandonó a su familia y se alejó del mundo de los audaces y veloces negocios de hoy porque se sentía atrapado. Poco antes de irse le dijo a un colega: «Nunca llegues a ser excelente en alguna cosa que odies, porque te van a obligar a que lo hagas mientras vivas».

Un día, sencillamente, desapareció. Se dedicó a vagabundear por las playas de California durante siete años. Su familia se sentía desolada, sin embargo sus colegas de la oficina empezaron a celebrar el aniversario de su desaparición: este ejecutivo era ahora un héroe, pues tuvo el valor de irse de una vida que no le agradaba.

Los héroes reales, aquellos que son eficaz y verdaderamente influyentes, no se escapan de la vida sino que la enfrentan, con todos sus terrores y ambigüedades, efectuando cambios positivos. Esto nunca es cosa fácil de hacer, pero algunas actitudes y estilos de vida lo dificultan más aun.

Siete obstáculos para influir en otros

1. *Entusiasmo sin saber.* Tengo un amigo que revienta de entusiasmo. Nunca lo he visto deprimido, continuamente «transpira» gusto y vitalidad. A veces su entusiasmo resulta un poco agotador, pero mi amigo se las arregla para inspirar y motivar a casi toda la gente que conoce.

Quizá Tito haya sido así. Fue a Corinto con mucho entusiasmo por iniciativa propia; fue el socio de Pablo para proclamar el evangelio y compartió el interés dedicado de su pastor por los creyentes de Corinto. A su vez, estos estaban ansiosos por ser útiles y ayudar en el alivio de la iglesia de Jerusalén. El entusiasmo de los corintios animó a otros grupos de creyentes hacia lo mismo.[3]

Algunas personas son entusiastas y efervescentes por naturaleza, porque su personalidad es así. Otros son más reservados de manera innata pero, a veces, también pueden encenderse y ser llevados a entusiasmarse o actuar.

El celo y el fervor espiritual son cualidades admirables,[4] aunque a veces no sean de fiar y ocasionalmente puedan ser incorrectas. Aun las personas que naturalmente son entusiastas tienen dificultades para irradiar fervor o entusiasmo en momentos de depresión o de aburrimiento. Ciertamente es malo –y potencialmente dañino– entusiasmarse cuando no combinamos celo con saber.[5]

El entusiasmo sin saber conduce al desastre. Pensemos en el marinero novicio que saca, entusiasmado, su nuevo bote a alta mar sin saber cómo navegar o timonear su embarcación. Consideremos al entusiasta inversionista que pone dinero en el mercado accionario sin entender los principios básicos de la inversión. ¿Imagina el riesgo que representa el motociclista entusiasmado que no tiene idea en cómo controlar o parar la máquina? Hasta los consagrados a Cristo pueden caer en errores teológicos y enfrentarse a unas consecuencias calamitosas en sus vidas espirituales cuando sus entusiasmadas acciones no se fundamentan en el saber bíblico sólido.

Los que son verdaderamente influyentes suelen ser entusiastas pero puede dañarse a sí mismos y a quienes quieren ayudar si se lanzan a nuevas aventuras sin evaluar primero los hechos y pensar antes de actuar y hacer.

2. *Ambición sin capacidad*. No estoy convencido con la idea de que sea bueno ser ambicioso. Puede que todos hallamos oído ese mensje cuando éramos chicos y estábamos en la escuela y, ciertamente, a mí me lo repitieron en mi casa cuando me tocó el momento de ir a la universidad. Durante mis años pasados en la Armada de mi país aprendí la importancia de los ascensos. Después de pasar por la escuela de posgrado, empecé a hacer mi carrera en forma muy agresiva, igual que todos los demás.

Al pasar el tiempo he luchado con mi entusiasmo vagabundo. Si no me cuido, me encuentro metido en actividades que me quitan tiempo, en proyectos ambiciosos y sesiones de planificación creativa con amigos exuberantes. Entonces mi agenda se llena de cosas y, a veces, me siento como que estuviera atado a una rueda de molino, dando vueltas a gran velocidad para mantener actualizadas todas mis actividades y compromisos. Y no me sirve darme cuenta que muchos son los que sienten así.[6]

La ambición es altamente valorada en nuestra cultura de competencias.

Urgimos a nuestros niños a seguir adelante. Las editoriales publican pilas de libros que nos dicen cómo llegar a la cumbre. Una empresa de capacitación, muy floreciente, recibe millones de dólares por enseñar a la gente la manera de trepar por la pirámide de la empresa. Hasta la iglesia se ve envuelta en esto. Competimos (a veces en forma abierta, aunque más a menudo lo hacemos solapadamente) por tener las mejores escuelas dominicales, la mayor cantidad de conversiones, el más alto crecimiento de la membrecía, etc.

Con mucha frecuencia estas actividades nos mantienen tan ocupados que no tenemos tiempo para pensar en la condición espiritual de aquellos que llegan a nuestros templos.

De acuerdo al célebre *Principio de Pedro*, las personas son ascendidas (o elegidas) hasta que exceden sus propios niveles de idoneidad competente. La ambición ciega y el ansia de poder o prestigio hace que mucha gente manipule las circunstancias en forma tal que se le ofrezcan ascensos. Estas personas se encuentran con grandes oportunidades, pero no logran ser verdaderamente influyentes. A lo largo del camino, sus metas personales se han obnubilado, sus conciencias se han encallecido, sus motivos se han torcido mucho y el rendimiento en el trabajo se vuelve ineficaz. Luego se toman las decisiones imprudentes e ignorantes, llega la ineficiencia, el gasto descontrolado, los corrosivos miedos a fracasar y hasta los delitos contra la ley y la moral.

Los líderes incapaces, así como las declinantes estrellas de la música rock o los políticos cansados, suelen negar sus incompetencias y se protegen unos a otros, especialmente en contra de los críticos externos. Entonces, estos individuos incompetentes tratan de protegerse contra sus colegas más cercanos. Todos se ponen temerosos de ser criticados, de perder poder o de traspasarle un trabajo a alguien más inteligente, joven o más competente. El chisme, el desparramo de rumores, la calumnia y los esfuerzos por defender terreno propio –que se desvanece entre los dedos– consumen más y más tiempo del líder. A medida que se acrecienta el nivel de la actividad paranoide, disminuye la calidad del trabajo y el líder ineficiente se vuelve más y más incompetente.

En su momento sobreviene la caída y el poderoso se derrumba de su pedestal. Esto sucede en el mundo de la empresa y del espectáculo, en la academia del saber, en los militares, en el gobierno y en la iglesia. A menudo caen los héroes porque han ignorado un principio bíblico elemental

–aunque impopular: «Humíllense delante del Señor, y Él los exaltará».[7]

Jesús dijo algo parecido cuando habló de los sirvientes: «Porque el que se enaltece será humillado, y el que se humilla será enaltecido».[8]

Conozco a un hombre que quiere ser el líder en su campo, pero su empuje insensible e intimidante aliena a muchos que quedan en el camino. Algún día tal vez llegue a su meta, pero su influencia se habrá visto sumamente reducida; nadie lo respetará.

Los mejores líderes, los más efectivos, nunca se ponen a liderar a nadie, según opina Warren Bennis; no se interesan por demostrar cuánto valen sino que tienen un sostenido interés por expresarse lo más libre y plenamente posible. Los líderes que son favorablemente influyentes en los demás surgen de las filas de esa gente.[9]

Los que son verdaderamente influyentes no llegan a sus posiciones de influencia por medio de la ambición, sino que, en cambio, son quienes se concentran en desarrollar sus aptitudes y pericias; se enfocan en lo que hacen mejor y no desperdician energía tratando de mantener una imagen idónea de competencia, lo cual es artificial.

Para ser verdaderamente influyente, esfuércese por acrecentar sus capacidades y pídale a Dios que le dé la perspectiva correcta respecto de la ambición, los ascensos y la movilidad social ascendente.

3. *Soñar sin concretar*. Mi amigo Wes es una de las personas más creativas y visionarias que conozco; como un cristiano consagrado que es, él desea servir efectivamente a Dios. Su vida está llena de planes y sueños sobre cosas significativas que espera cumplir; es un perpetuo pensador de posibilidades. Pero hasta ahora, Wes no ha concretado gran cosa. Puede despertar entusiasmo e inspirar a otras personas con sus planes e ideas; sospecho que ha reunido mucho dinero para algunos de sus planes y, probablemente, no se

ha dejado ni un centavo para sí mismo. Su entusiasmo va junto con mucho trabajo. Pone sumo cuidado en conseguir toda la información posible antes de concretar sus planes. Es ambicioso, pero se muestra humilde y sensible con las personas. Sus proyectos no parecen basarse en ambición egoísta y no tiende a construir un imperio personal. Entonces, ¿por qué nunca se han cumplido sus sueños?

Hay por lo menos tres respuestas pertinentes.

1)- Primero, Wes hace planes enormes pero no se concentra en definir y llevar a cabo los pasos más pequeños que se necesita dar para llegar a esas metas.

No hace mucho conocí a una alumna de primer año de universidad que preguntaba qué se necesitaba para llegar a ser profesora de sicología. Le contesté: Primero, termina tu primer año. Luego seguí enumerando que debería terminar la licenciatura, luego algún master y, finalmente, el doctorado. Después de todo eso, la experiencia práctica será necesaria y, en su momento, postular a un trabajo en la universidad. La meta de ser profesor de sicología parece lejana para esta joven alumna, pero es alcanzable (y probablemente la logre) dando un paso por vez. Las personas que tienen visiones de las cumbres tienen que trepar lentamente si quieren llegar a sus metas.

2)- Segundo, mi amigo no ha logrado conocer sus puntos fuertes y sus lados flacos. Wes trata de hacer todo solo. No logra darse cuenta que son pocas las personas –incluyendo a los visionarios inclusive– que tienen todas las habilidades prácticas necesarias para verdaderamente influyentes.

Hace varios años decidí organizar y ofrecer algunos seminarios; para preparar los programas conversé con personas sumamente exitosas en este negocio de los seminarios de capacitación. Sin embargo, al final mi breve aventura en las charlas se acabó. El problema no se dio con las presentaciones, las que fueron bien recibidas, sino que ignoraba mucho sobre la comercialización, la publicidad, la distribución de libros y el financiamiento de los seminarios. Hoy me doy cuenta que mis esfuerzos son más eficaces cuando confío en otras personas para que me aconsejen en aspectos en que yo soy incompetente e inexperto.

Cuando Jesús ascendió al cielo después de su resurrección, El dejó su trabajo en manos de personas con variados dones y responsabilidades. El nunca seleccionó a una sola persona para hacer todo sola. La iglesia de los primeros tiempos entendió muy bien la importancia de los dones individuales y del esfuerzo de equipo.[10] Queda muy claro que realizamos el máximo cuando tenemos el consejo y la ayuda de terceros.[11] Trate de hacer todo solo y lo más probable que sea menos influyente.

3)- Tercero, las visiones de Wes nunca se materializan porque elige mal a sus compañeros y socios. Cuando se dio cuenta que no podía hacerlo todo solo, se asoció con algunos colegas y llegó a establecer una junta de directores. Desafortunadamente, no eligió sabiamente esa junta. Algunos de sus socios le robaron ideas. Uno de los deshonestos socios de sus negocios, en quien confió, lo estafó en una considerable suma de dinero. Wes no comprendió que insume tiempo verificar a los posibles socios, especialmente aquellos que mantienen ocultos sus motivos y personalidades reales.

Los cristianos debemos pedir sabiduría y discernimiento a Dios cuando queremos asociarnos con terceros. Debemos aprender a sopesar cuidadosamente a los posibles socios, ¿qué piensan de ellos otras personas? ¿Cómo llevan sus negocios actuales? ¿Cómo tratan a las personas, incluso a sus familias? Debemos prestar especial atención al contenido e impacto de sus vidas espirituales. Es mejor vacilar y estar seguro cuando se trata de esta clase de decisiones, que actuar con demasiada prisa y lamentarse después.

Si quiere ser verdaderamente influyente le servirá el tener metas y sueños; sin embargo, debe aprender también a planificar sus pasos con todo cuidado, trabajar en colaboración con otras personas y ser cauto al elegir los amigos íntimos y socios de negocios.

4. *Trabajo de mala calidad.* Mi prometedora carrera en el cine empezó con muchas promesas y terminó en un fiasco avergonzador.

Me invitaron a hacer una serie de películas para mostrar en las iglesias del país. Pronto me hallé trabajando con toda diligencia en la preparación de los libretos. Viajé a California a reunirme habitualmente con el equipo de producción y presenté mi material ante las cámaras.

Cuando estuvo listo el producto final, me quedé horrorizado. No me avergoncé de lo que dije en esas películas sino de su calidad: era espantosa. Pasaron varios años hasta que supe el por qué.

El productor del film debía mucho dinero cuando se le ocurrió una manera de pagar sus deudas y ganar un dinerillo extra. Convenció a varios inversionistas para que entregaran fondos para una «nueva serie de películas de éxito seguro». Cuando empezaron a llegar los cheques, este productor pagó lo que debía y usó lo que sobró para producir mis películas.

El dinero sobrante era, por cierto, muy limitado y el presupuesto para las películas fue muy rígido. No se podía dar el lujo de usar cámaras y equipo de grabación de buena calidad; tuvo que negociar lugares baratos para filmar y tampoco pudo contratar un equipo de producción suficiente. La mayor parte del trabajo fue hecho por dos personas muy capaces pero muy recargadas de trabajo.

Además, este productor había prometido a los inversionistas que las películas estarían rápidamente listas de modo que había poco tiempo para volver a filmar escenas que no salían bien al primer intento. Hubo que editar a toda velocidad y todos andaban muy presionados; a medida que se acrecentaban las tensiones, menguaba la eficiencia.

La calidad fue sacrificada en aras del apuro por terminar las películas. El resultado fue un pésimo producto.

Cuando todo terminó, el productor no tuvo ganancia, los inversionistas perdieron dinero y varios (incluso yo) nunca recibimos nuestra remuneración. Se arruinó un proyecto que pudo haber sido verdaderamente influyente en muchas vidas.

Quizás usted ha pasado por cosas similares. Trate de hacer algo en forma rápida y verá que la calidad siempre sufre. He comprobado esto en el negocio editorial donde se llevan los libros a imprenta toda velocidad, en las escuelas donde se organizan programas sin suficiente estudio y en los ministerios cristianos donde se sueñan de la noche a la mañana los proyectos para reunir fondos. ¡Cuántos sermones, discursos políticos y conferencias han fracasado por haber sido preparados en forma apresurada y presentados pobremente! El adagio continúa rigiendo: «Las prisas hacen trizas».

Philip Crosby sabe lo importante que es la calidad. El ha sido llamado el «decano de la gerencia de calidad» y «líder de la revolución de calidad americana». Crosby viene argumentando hace años que se pierde mucho dinero cuando las cosas no se hacen apropiadamente. Las compañías manufacturadoras despilfarran el 25% o más de sus ingresos en reparaciones, reemplazos, inventario excesivo y salarios por horas extra para solucinar las cosas que de una u otra forma salieron mal. Las industrias dedicadas al servicio gastan casi la mitad de sus provisiones para costos operativos en arreglar las cosas de sus clientes.[12]

Podemos ahorrar energía, tiempo y dinero dándonos el tiempo para hacer las cosas correctamente desde el comienzo. Cuando nos empeñamos en la calidad, nos volveremos más efectivos como personas verdaderamente influyentes. Esto reviste especialísima importancia si queremos ser verdaderamente influyentes por y para Dios.

La idea de la calidad se encuentra ya en el primer

capítulo de la Biblia, viéndose como tema importante en todas las páginas que lo siguen. Las modalidades, maneras y obras de Dios son perfectas.[13] Cuando creó el mundo, vio que su obra era buena.[14] El no dio lugar a la pereza, al trabajo hecho a medias, a las acciones apresuradas, a las palabras dichas sin pensar o a las estratagemas que muestran el ansia por enriquecerse.[15] En lugar de eso nos dice: «Y todo lo que hagáis, hacedlo de corazón, como para el Señor y no para los hombres; sabiendo que del Señor recibiréis la recompensa de la herencia, porque a Cristo el Señor servís».[16]

Esa clase de servicio exige cuidado, atención, diligencia y calidad.

5. *Gastar sin dinero.* ¿Tiene un préstamo con garantía prendaria sobre su casa? Si es dueño de una casa, es probable que haya entidades bancarias en su vecindario, listas para otorgar una línea de crédito, asignando préstamos cada vez que usted necesite un poquito de dinero en efectivo extra.

Cuando conversé con nuestro banquero local sobre este tema, me hizo una interesante predicción. Si no tienen cuidado, muchas personas van a girar cheques de sus cuentas con garantía prendaria y van a hacelo tanto que sus endeudamientos los dejarán sin casas.

Podemos entender la preocupación del banquero; resulta muy fácil justificar el giro de un cheque para pagar los estudios u otros gastos necesarios, pero es igualmente fácil girar cheques para mejorar la casa u otras cosas que, en realidad, no son esenciales –o para carísimas vacaciones. Aun más fácil es acumular enormes deudas con las tarjetas de crédito. Cuando esto pasa, nos encontramos pagando excesivas tasas de interés, y lo que pagamos mes tras mes apenas si mella la suma total que debemos. Si llegara el momento en que de verdad necesitásemos un crédito, poco o nada es lo que nos darían.

Tanto las instituciones académicas, las iglesias, las

empresas, los negocios en general, las organizaciones paraeclesiásticas, las entidades gubernamentales y el gobierno mismo, pueden, todos, llegar a sumirse por completo en la deuda. Piden prestado con la mejor intención de pagar rápidamente ese préstamo, pero con el tiempo se ven imposibilitados de hacerlo debido a imprevistos financieros: un negocio no sale tan bien como se esperaba, el mal tiempo devasta una cosecha que parecía lucrativa, un huracán o un terremoto produce una baja en el negocio del turismo, un célebre evangelista de la televisión cae en pecado y los aportes efectuados a casi toda institución cristiana caen espectacularmente. No hay dinero para pagar las cuentas ascendentes o los intereses del préstamo.

Los problemas monetarios pueden paralizar a los que podrían estar influyendo positivamente en otros.

Llegar a otras personas es virtualmente imposible cuando estamos preocupados por dinero o inmovilizados por asfixiantes obligaciones financieras. Los que son verdaderamente influyentes en forma efectiva evitan la horca de la deuda tratando de guiarse por el principio de Romanos 13:8 en lo tocante a sus finanzas: «No debáis a nadie nada». Ellos saben que el amor al dinero y a las pertenencias pueden atraparnos y conducirnos a la ruina financiera, al dolor personal, a la desintegración espiritual y a toda clase de maldad.[17]

6. *Vivir sin crecer.* Cuando era profesor de tiempo completo, tenía un curso que se reunía una vez por semana en nuestro hogar. Los alumnos venían después de cenar, sin embargo siempre teníamos café recién hecho y algún postre que, a veces, estaba tibio por haberse cocinado recién. Había tiempo para conversar trivialidades y reírnos un poco antes de instalarnos en el comedor alrededor de la mesa.

Ese curso no era muy grande –en parte porque nuestra sala era chica. A veces –en tono de broma– yo acusaba a los alumnos de venir más por la comida y el café que por la clase, si embargo nuestras charlas casi siempre eran interesantes. Los temas variaban de semana en semana pero la meta siempre fue la misma: dejar a un lado el ambiente universitario y meter nuestra nariz en los asuntos contemporáneos, para los cuales no solía haber tiempo en la sala de clases. Esas conversaciones se cuentan entre los hechos más desafiantes de mi carrera docente. Mantenían mi mente fresca y actualizada sobre el diario vivir.

Una noche nos dedicamos a hablar sobre un libro referido a la manera de pensar de los norteamericanos. Su autor, un profesor de la Universidad de Nueva York, presentaba argumentos convincentes referidos a que la gente de hoy no piensa sino que prefiere ser entretenida. Sea cual sea el tema, debe presentarse de forma que entretenga y cautive, sin que importe si informa o no. Aun los libros como éste fracasan estrepitosamente si su autor no cuenta bastante anécdotas que mantengan la atención del lector.

Mi clase del comedor estaba de acuerdo en que gran parte de esta necesidad de ser entretenido se debe a la televisión. Las noticias son presentadas con fotografías que atraen los ojos, párrafos pequeños y citas breves, muchas de las cuales son solamente espectaculares y fuera de contexto. Las campañas políticas se enfocan en torno a las imágenes televisivas de los candidatos. Los temas realmente sustanciales son ignorados.

Perturba más aun el pensar que el efecto de esta mentalidad de entretenimiento toque a la iglesia. Para mantener la audiencia, los programas religiosos tienen que entretener y dar a los televidentes lo que ellos quieren ver y oír, aunque Jesús no dijo a la gente lo que ellos querían oír sino lo que en verdad necesitaban. Jesús los desafió a pensar y pidió cambios. La televisión, no obstante, no es el medio idóneo para transmitir mensajes desafiantes y perturbadores. Por consecuencia, lo que se predica en televisión no se parece en nada al Sermón del Monte. Los programas religiosos están llenos de festividad; celebran la riqueza; sus protagonistas se vuelven famosos. Aunque sus mensajes son triviales, los programas tienen altas tasas de televidencia, pero, al revés, sus mensajes son triviales. El cristianismo es una religión seria y exigente. Cuando es entregada como algo fácil y entretenido, es absolutamente otra clase de religión.[18]

Uno de mis alumnos sugirió: «La solución es simple: olvídate de la tele y no presentemos religión por televisión».

Sí, pero la gran mayoría de nosotros ha sido criada por la televisión, la cual es parte de nuestra cultura y no debemos ignorarla. Se estima en noventa millones la cantidad de norteamericanos que miran televisión cada noche. Después de ser entretenidos toda la semana, arrullados para pensar superficialmente median te noticias abreviadas –que duran poco como tales y espectáculos noticiosos de primera plana– ¿quién quiere ir a un servicio de iglesia, atrozmente aburrido, especialmente si no entretiene? ¿Quién quiere oír a alguien que habla una media hora o poco más, urgiéndonos a cambiar de conducta o a usar nuestros cerebros? ¡No! ¡De ninguna manera!

Quienquiera que haya sido el inventor del término «chupete electrónico» para el televisor, conocía muy bien nuestra cultura. En Estados Unidos llamamos «papa de sofá» (*couch potato*) a los TV dependientes. Para muchos, la vida fuera de sus trabajos significa sentarse frente a una pantalla de televisor eternamente encendida a hacer nada, tal como papas en un saco.

Tengo un amigo así. Es agradable, pero probablemente lleva años sin leer un libro. Al hablar con él resulta fácil darse cuenta que tiene fuertes e inflexibles opiniones sobre casi todos los temas, pero mucho de lo que piensa es superficial y no se da cuenta que tal vez debiera considerar otras opiniones. Cada noche sigue sentándose frente al televisor y su vida no ejerce impactos en nadie.

Hace muchos años, Elton Trueblood escribió que el

cristianismo vital tiene tres soportes: vida interior dedicada a las devociones, vida exterior dedicada al servicio y vida intelectual dedicada al claro pensar razonado.[19] Cuando ignoramos nuestras vidas devocionales, allí dejamos de crecer y nos deslizamos a la flaccidez mental y espiritual; evitamos servir y dejamos de pensar.

Cada año, habitualmente en el invierno, me tomo un tiempo para sacar las plantas muertas de mi jardín, arruinadas por la helada. Aquellas plantas que dieron sus buenos tomates o los tallos que sostuvieron hermosas flores ya no sirven más.

La profecía de Ezequiel hablaba de vides sin valor, igual que Jesús.[20] El dijo que los creyentes somos como vides que damos frutos. Cuando permanecemos en contacto consistente con Cristo, decididos a entender sus palabras y obedecer sus órdenes, entonces crecemos y somos útiles. Aparte de El, nada podemos hacer que realmente tenga valor definitivo. Podemos vivir, pero no crecemos.

Los que son verdaderamente influyentes siguen creciendo. Leen, mantienen sus mentes en estado de alerta, tratan de estar abiertos a nuevas experiencias e ideas frescas. Los teleidiotizados no sirven de mucho para ser verdaderamente influyentes.

7. *El cristianismo sin profundidad*. No hace mucho iba en un avión, sentado cerca de dos hombres que hablaban de sus iglesias. La conversación era en voz muy alta y me fue imposible ignorarla, aunque debo confesar que me interesó lo que decían.

Evidentemente eran dos pastores. Sus palabras eran sumamente cordiales, pero en realidad ellos estaban compitiendo pues cada uno trataba de impresionar al otro mencionando, como al pasar, la cantidad de gente que asistía a sus servicios, el impacto de sus ministerios y el aumento de sus presupuestos.

Mientras seguían hablando y sus palabras llegaban

flotando hasta a mi asiento, traté de juzgarlos. ¿Quién de nosotros no se entusiasma mucho por su trabajo? Era lo que ellos estaban haciendo. Como todos nosotros, probablemente eran sinceros al querer servir a Cristo. Edificar sus iglesias era importantísimo para ellos, y es cosa admirable. No eran hombres que hubieran relegado sus compromisos religiosos a una parte sombría de sus vidas.

Sin embargo, me pregunté mientras seguían hablando, si estos hombres estarían tan atareados con sus iglesias y sus deberes religiosos que, sin intención, se habían alejado de su caminar con Cristo, de conocerlo mejor, de experimentar su poder en sus vidas, de dedicar sus energías a desarrollar la profundidad espiritual de los miembros de sus rebaños.

El activismo, incluyendo al activismo religioso y eclesiástico, ha sido llamado «el peor enemigo de la madurez espiritual».[21] Las vidas sumamente ocupadas tienen poco tiempo para reflexionar. Las interminables olas de actividad evitan que pensemos cuidadosamente los asuntos importantes de nuestras vidas: Dios, relaciones, sentido de la vida, metas, servicio. El activismo puede destruir nuestras relaciones, ahogar el crecimiento espiritual y evitar que seamos efectiva y verdaderamente influyentes.

Tengo un amigo muy alto y ágil que, hace poco, fue invitado a tres días de conferencias para posibles jugadores de baloncesto; no eran más de cien los atletas invitados y todos sabían que habría delegados de los equipos de baloncesto más importantes del país, quienes estarían mirando el ambiente en busca de posibles jugadores. Esto iba a realizarse en un centro deportivo no lejos de donde vivimos, de modo que mi amigo, quien vive en otra ciudad, viajó un poco antes y se quedó con nosotros en casa.

Por supuesto que no se quedó apoltronado sino que nos pidió ayudarlo a encontrar un gimnasio donde pudiera correr varias horas, practicar lanzamientos al cesto y realizar aquellas cosas que lo ayudaran a mantenerse en buen estado para la posible prueba en algún equipo grande. El quería estar listo para cualquier cosa que surgiera durante esta importante oportunidad. El cree que la práctica constante agudiza sus destrezas y le da mayor habilidad para responder instintiva e inmediatamente a cualquier reto que se le plantee en la cancha del baloncesto.

Toda persona joven, alta y en buen estado físico puede lucir como jugador de baloncesto, pero los atletas de buena calidad que participan en los equipos importantes necesitan más. Precisan agilidad, inteligencia, precisión y destreza para manejar la pelota. Deben ejercitarse consistentemente y mantenerse en óptimo estado. El baloncesto debe ser parte central de sus vidas y pensamientos. La altura y el aspecto físico no alcanzan para hacer un jugador de baloncesto de cualquier persona.

Lo mismo rige para los cristianos. Ir a la iglesia cada domingo, andar trayendo una Biblia grande y parecer cristiano no alcanza para hacer de alguien un creyente maduro. La gente que es sincera respecto de su consagración a Jesucristo, debe mantenerse en óptimo estado espiritual. Conocer mejor a Cristo y decidir complacerlo debe ser la parte central de nuestras vidas y pensamientos. Si deseamos mantenernos listos para cualquier reto y aprovechar las oportunidades de ser verdaderamente influyentes, eso presupone que deberemos tener un estilo de vida organizado, que abarque tiempos de oración consistentes, estudio de la Biblia, alabanza en privado y adoración en grupo. Necesitamos otros creyentes con quienes orar y a quienes poder y querer rendir cuentas responsablemente. La religión insertada en un par de horas dominicales es superficial y carente de toda profundidad y poder.

Dios suele, en su sabiduría, usar personas obstinadas, incompetentes, pecadoras y corrientes para ser verdaderamente influyentes; para usarnos, El no espera que lleguemos a algún nivel imposible de piedad y espiritualidad. Piensa cuánto más efectivo y útil sería usted si se volviera un jugador obediente y dispuesto en el equipo influyente de Dios.

Los cristianos que en verdad influyen en otros quieren ser usados por Dios. Toman en serio su fe y procuran crecer espiritualmente. Conocer íntimamente a Cristo y pasar tiempo con él en forma consistente es, para ellos, cosa seria. Esto es lo que hace aptos para que el Maestro los use a los verdaderamente influyentes.

Los verdaderamente influyentes que se deterioran

Max DePree, presidente del directorio de una gran empresa, preguntó en una reunión de analistas financieros: «¿Cuál es una de las cosas más difíciles que usted necesita elaborar personalmente?». Uno de los ejecutivos respondió de inmediato: «La interceptación de la entropía».

Luego prosiguió: «Uso la palabra entropía en un sentido amplio. Técnicamente tiene que ver con la segunda ley de la termodinámica. Desde el punto de vista empresarial, yo prefiero definirlo como la tendencia al deterioro que está presente en todo. Una de las cosas más importantes que los dirigentes tenemos que aprender a admitir es reconocer las señales de deterioro inminente». Max DePree ofrece enseguida una lista de veinticuatro «señales de entropía», las cuales él usa para darse cuenta que su empresa empieza a deteriorarse.[22]

Luego de haberla leído, saqué una hoja de papel y empecé a anotar señales de entropía que pueden interferir con mi vida, no con una empresa gigantesca. Decidí que comienzo a deslizarme por la pendiente del deterioro cada vez que:

– dejo de hacer interesantes mis clases y empiezo a apoyarme en mis notas antiguas;

- no tengo tiempo para leer;
- trato de apresurarme a terminar (y salirme) de un libro con demasiada prisa;
- dejo de entusiasmarme por mi trabajo;
- no me molesto en hacer ejercicio;
- me preocupo más por ganar dinero que por ser verdaderamente influyente;
- dejo de viajar;
- me dejo llevar por la ambición y me olvido de las metas reales de la vida;
- me desintereso por ayudar a los jóvenes a crecer en sus vidas espirituales y empezar el ejercicio de sus profesiones y sus matrimonios;
- dejo de llevar un diario de vida y dejo de escribir una oración, a lo menos, cuatro o cinco veces cada semana;
- pierdo interés por crecer y aprender;
- dejo de ir a la iglesia y de participar en los servicios de adoración;
- dejo de orar;
- relego a planos secundarios la lectura de la Biblia;
- empiezo debates con quienes me critican, en lugar de hacer la obra que pienso Dios quiere que yo haga;
- me descarrío a los aspectos del ministerio y de al obra que pueden ser buenos pero que me sacan de mis metas, dones y experiencia;
- dejo de planificar para el futuro;
- dedico mucho tiempo a pensar si dejaré o no una herencia después de morir.

¿Qué clase de lista escribe, para usted mismo?
¿Cuáles son los peligros potenciales que evitarían que sea alguien verdaderamente influyente de real efectividad? Puede que desee detener un poco la lectura para hacer su

propia lista.

El hermano menor de la parábola del hijo pródigo desperdició algunos de los mejores años de su vida. Sus acciones lo dañaron muchísimo y la Biblia no indica que él haya sido verdaderamente influyente en su mundo.

¿Qué pasa con usted, qué pasa conmigo? ¿Somos pródigos ocultos en nuestros cuartitos? ¿Cuáles son las actitudes, los pecados personales y las «tendencias entrópicas» que debemos barrer de nuestras vidas para poder volvernos personas efectiva y verdaderamente influyentes?

Características destacadas del capítulo

- Piense en las personas verdaderamente influyentes en su vida. Sus ejemplos pueden servirle.

- Hay por lo menos siete obstáculos que pueden impedir que llegue a ser verdaderamente influyente.

    - Primero, cuando existe un entusiasmo que no se basa en pensar y saber.

    - Segundo, cuidado con la ambición que lo impele a probar cosas que exceden sus capacidades. Trate de ser competente, no famoso.

    - Tercero, sueñe sobre el futuro pero no pase mucho tiempo soñando, no sea que falle en hacer todo lo demás. Eligja con cuidado a su prójimo verdaderamente influyente.

    - Cuarto, empéñese por lograr la mejor calidad, aunque se demore más.

    - Quinto, cuidado con gastar dinero que no tiene.

No puede ser efectiva y verdaderamente influyente si las deudas lo estrangulan.

    - Sexto, evite quedarse en un surco. Siga creciendo. Siga contactado con Cristo, abierto a nuevas ideas, no muy cerca de la televisión si quiere seguir siendo capaz de ser verdaderamente influyente.

    - Séptimo, tómese el tiempo para añadir profundidad a su vida cristiana. Los cristianos superficiales rara vez son muy influyentes para Dios.

• Vigile las señales de entropía que pueden impedir que sea verdaderamente influyente.

Segunda parte
Como ser verdaderamente influyente

4
Evalúe sus pensamientos

A fines del verano del 43, un joven oficial naval de la Armada norteamericana iba manejando un jeep cerca de la Base de la Aviación Naval en Tontouto. La segunda guerra mundial arreciaba en el Pacífico y había combate activo a unos pocos kilómetros al norte, en las islas Salomón.

El conductor se hizo a un lado del camino al sonar las sirenas y se quedó mirando mientras dos jeeps llenos de policía militar abrían paso a una caravana de vehículos que los seguía. Esperando ver a algún general de alto rango, el joven oficial se asombró cuando pasó un transporte de armas de la Marina a toda velocidad. El pasajero era un civil que llevaba un sombrero con ala ancha para protegerse del fuerte sol.

Eleanor Roosevelt había venido a la zona bélica de alto riesgo para exhortar a las tropas, y este oficial en el jeep al lado del camino, comentaría años después: «Su visita nos impresionó mucho a todos». El nombre del oficial era Richard Nixon.[1]

La esposa del presidente Roosevelt viajó muchos kilómetros para estimular la moral de los soldados; sin embargo, a menudo los que son influyentes se quedan en casa, impactando en sus propios vecindarios.

Cuando la revista Modern Maturity buscaba «personas que fueran influyentes en su diario vivir», apareció un sorprendente grupo de estos héroes cotidianos.[2]

Por ejemplo, Grant Cushinberry dirige La media hectárea de Dios, ubicado en la localidad de Topeka. Allí da ropa, muebles, alimento y otras cosas a personas necesitadas. Organiza comidas anuales para el Día de acción de gracias para personas sin casa –el año anterior tuvo ocho mil invitados. El manifestó a un periodista que lo entrevistó que «cuando se trata de una labor de amor, eso no se siente como trabajo».

Morris Kalmus, de Filadefia, ayuda a que hombres jóvenes terminen sus estudios y consigan trabajos después que vuelven del programa del Cuerpo de trabajo. Hasta ahora ha guiado a más de quinientos jóvenes.

Barbara Wiedner, al otro lado del país, ha fundado una organización en Sacramento que llamó la atención de los Gorbachev y de la esposa del ex presidente Bush. La señora Wiedner nunca había intervenido en política hasta que supo que en una base aérea cercana a la localidad donde vive, estaban apilando armas nucleares. Preocupada por las generaciones futuras, esta abuela se unió a un grupo de gente que protestaba, esgrimiendo un cartel que la proclamaba «abuela por la paz». Otros se dieron cuenta de su presencia y, oportunamente, «Abuelas por la paz» se volvió internacional.

Luego de enseñar durante treinta y cinco años en Bremerton, estado de Washington, Jen Southworth se jubiló y empezó a enseñar a personas que necesitaban ayuda para leer, hablar y escribir inglés. Ella no encontró nada más satisfactorio que «ver la luz alborear en sus caras cuando entendían de verdad».

Todas estas personas han influido en otras; también hay otras como ellas que son personas activas. Cada una hace algo que vale la pena y sus acciones impactan.

Es fácil dejarse inspirar por relatos de personas activas que son verdaderamente influyentes en las vidas de terceros. Algunos, como la esposa del Presidente, tienen más oportunidades que el resto. Otras, como los diligentes y influyentes de la revista, están jubilados y pueden disponer mejor de su tiempo. Evidentemente estas personas no tienen parientes enfermos que exijan constante cuidado o trabajos que requieren tiempo extra. Quizá sus hijos no tengan infinitas necesidades y sus vidas no estén llenas de tareas mundanas y aburridoras responsabilidades. Sí, el resto de nosotros podemos sentirnos frustrados a causa de las abrumadoras demandas efectuadas a nuestro tiempo.

Todos los domingos por la mañana enseño a una clase de matrimonios jóvenes que sienten esa clase de presiones; la mayoría está dedicada a «hacer carrera», a edificar sus matrimonios y familias, etc. Estudiamos la Biblia juntos y tratamos de aplicar sus enseñanzas a nuestras atareadísimas vidas.

Cierta mañana mencioné que me había enterado de una conferencia sobre un tema que podía resultar conveniente para nosotros: «El valor de ser diferentes–El compromiso para ser verdaderamente influyente».

Las parejas escucharon respetuosamente, pero no mostraron mayor interés. La mayoría es gente sumamente activa, que destila talento, que toman con seriedad su crecimiento espiritual. Muchos son profesionales jóvenes y algunos podrían ser catalogados de «yuppies». Por lo general, responden entusiastamente como grupo y muestran todas sus potencialidades, no los asusta el ser diferentes, y muchos se dedican a ser verdaderamente influyentes. Entonces, ¿por qué parecieron tan poco interesados cuando les hablé de esa conferencia?

Después que terminó esa clase, obtuve la respuesta de uno de ellos que me dijo: «Es una idea estupenda; es muy probable que muchos queramos ser diferentes y verdaderamente influyentes, ¡pero en este momento muchos estamos tratando de sobrevivir!

Quizás usted se siente así también; quiere impactar a su mundo por Cristo pero su vida está plagada por tantos devoradores de tiempo que lo asedian, de forma tal que se la pasa luchando por mantenerse a flote. Cuando tenemos que tratar de sobrevivir, ¿quién tiene tiempo para ser verdaderamente influyente?

Pensé en esto hace poco, cuando estaba leyendo el libro de Hebreos. En su capítulo 11 encontramos la lista de los más grandes héroes de la Biblia. La mayoría parece haber sido gente muy activa. Algunos tuvieron que luchar por sobrevivir pero, de todos modos, impactaron su época. Otros vieron que sus esfuerzos condujeron a resultados impresionantes. Allí se mencionan también los fueron torturados hasta morir sin ver prueba alguna de que sus vidas habían sido verdaderamente influyentes; pero todos fueron persona de fe que sabían que Dios había contemplado la dedicación de ellos y que iba a recompensar sus esfuerzos al final.

Estos héroes de la fe fueron todos verdaderamente influyentes y todos ellos vivieron de acuerdo a los principios que leemos en los capítulos 12 y 13 del libro de los Hebreos. Vamos a considerar catorce acciones prácticas, apoyados en estos principios, que cualquiera puede realizar para llegar a ser verdaderamente influyente en las vidas de otras personas.

Principio número uno
Obtenga y mantenga la mentalidad correcta

Son pocas las personas que disfrutan las tareas escolares que se realizan en casa. La mayoría de los estudiantes odian tener que hacerlas y sus profesores detestan tener que calificarlas y ponerles una nota. Lo mismo vale para el entrenamiento de los atletas. Ganar una carrera o participar en un campeonato puede ser divertido, pero llegar a estar en la forma adecuada y seguir desarrollando las destrezas atléticas puede tornarse aburrido, tedioso. No es tampoco fácil ser parte de una profesión. Primero presupone largas horas de estudio y preparación para los exigentes exámenes. No sorprende, pues, que mucha gente tenga sueños de grandeza sin estar dispuesta a darse la molestia de realizar el trabajo, el estudio, la disciplina que concretarían sus sueños.

Para ser favorablemente influyente en otros usted debe

empezar desde allí mismo, donde ee encuentra, rodeado por las personas con que vive y trabaja. Tiene que empezar con las habilidades que posee y comenzar por examinar cuidadosa y prolongadamente los contenidos de su manera de pensar, es decir, su mentalidad.

La vida es como una carrera. El escritor de Hebreos nos urge a despojarnos «de todo peso y del pecado que nos asedia, y corramos con paciencia la carrera que tenemos por delante»(Hebreos 12:1). Esta carrera no es corta, de pura velocidad, es una larga maratón para la gran mayoría de nosotros. El corredor cristiano necesita mucha preparación si quiere llegar a la meta final sin derrumbarse o abandonar. Debemos despojarnos de todos los estorbos que puedan hacernos tropezar.

¿Qué cosas te estorban? Aunque cada uno respondería de manera diferente, todos estamos enredados en maneras dañinas de pensar.

Pensamiento negativo

Algunas personas piensan en forma negativa y derrotista. Van por la vida como inválidos, debido a ideas y recuerdos que se han impreso en sus mentes. A veces esto es a causa de ciertas personas de su pasado que pensaron que la confrontación criticar ayudaba. Muchos hemos oído repetidamente que no valemos nada, que no tenemos talento, que tenemos que adaptarnos y comportarnos como la gente, que somos demasiado estúpidos o ineptos o torpes para ser verdaderamente influyentes. Luego de un tiempo empezamos a creer estos mensajes, especialmente si hemos fracasado —eso fortalece la idea de que esos mensajes eran correctos. Igual que un disco compacto que sigue tocando y tocando sin parar, seguimos diciéndonos que nada va a cambiar y asumimos la derrota, dejando de lado la idea de llegar a ser verdaderamente influyentes, cuando todavía ni siquiera habíamos empezado a tratar de serlo.

Pero Dios usa a las personas imperfectas para que sean influyentes, pues la gente imperfecta es la única clase de personas que El tiene por ahora. No es fácil ni sabio ignorar nuestras debilidades, nuestros fracasos pasados o las opiniones ajenas que consistentemente son comentarios denigrantes sobre nosotros, pese a que esos pensamientos pueden deprimirnos y ser lazos y obstáculos que usa el diablo para inmovilizar nuestro pensamiento y evitar que corramos la carrera de la vida cristiana con toda fuerza. Si seguimos creyendo los malos registros grabados que pasan por nuestra mente o las palabras negativas que oímos de terceros, nuestro propio pensamiento derrotista nos va a mantener frenados.

Pensamiento positivo

Con regularidad recibo un folleto o carta circular que me dice cómo puedo cambiar mi vida si solamente cambio mi actitud. Típico de estos mensajes fue la más reciente que recibí: «Podemos decir con toda confianza que nuestro programa ha cambiado más vidas y ayudado a crear más millonarios que cualquier otro programa haya jamás producido. Por la ayuda ofrecida para que las personas encaminen sus vidas y carreras por la senda correcta, este programam ha ayudado también a salvar muchos matrimonios».

A lo largo de sus seis páginas –y mediante el uso profusoi de superlativos– la carta prometía con gran entusiasmo que al comprar y escuchar el programa de cintas grabadas yo iba a subir «hasta la misma cumbre», ganar más que el 95% del resto de la población e ingresar a las filas de los millonarios. La impersonal carta seguía adelante: «Sin vacilar puedo afirmar que usted es más inteligente de lo que piensa», para luego agregar que al oír esos casetes yo iría a duplicar mi capacidad mental, aumentar en un 50% mi eficiencia, y así ganar mucho más dinero. Lo más increíble –desde mi perspectiva, increíblemente malo– era que afirmaba que «el dinero, el éxito y los valores espirituales están tan estrechamente unidos que es casi imposible lograr los primeros y sin alcanzar el tercero».

Los oradores expertos en hablar sobre motivación desde el punto de vista del pensamiento positivo, dan discursos que entusiasman y escriben libros que inspiran. Parecen presuponer que cualquiera puede echar a un lado sus inseguridades y subir a la cumbre con sólo escucharlos. Todo lo que se necesita para triunfar es pensar en forma positiva. No hay diferencias individuales sino solamente diferencias de actitud. Cada uno de nosotros puede lograr lo que crea su mente.

Entiendo lo motivos de las personas que quieren inspirar y exhortar a otros para que arrojen de sí sus pensamientos negativos y sigan viviendo con entusiasmo, pero el pensamiento probabilístico también pueden estorbar la carrera de la vida. Los sicólogos han demostrado eso que todos sabemos: las personas tienen diferentes habilidades, puntos fuertes, capacidades y personalidades. Es malo –y hasta cruel– dar a entender que un joven de poca inteligencia y fondos limitados puede graduarse de médico, armado solamente con una actitud mental positiva. Los atletas jóvenes carentes de talentos pueden rebosar de pensamiento positivo y decisión, pero de todos modos no van a ser contratados por los equipos grandes e importantes.

Pensamiento orgulloso

A fines de los sesentas, cuando la renovación de la iglesia era tema candente, Robert Girard reunió una pequeña congregación en Arizona, compuesta por «una incongruente mezcolanza de pioneros, visionarios, ovejas descarriadas, inadaptados eclesiásticos y emocionales, paralíticos espirituales, sanadores heridos, curiosos y santos», tal como los describiría más adelante este pastor. «Algunos éramos jóvenes soñadores y enojados, que empezamos una aventura excitante impelidos por una visión de cómo podría llegar a ser la iglesia... Nos amábamos unos a otros. Peleábamos y discutíamos unos con otros. Nos gritábamos. Así extraíamos consenso sobre algunos puntos doctrinales realmente difíciles, pero seguíamos amándonos unos a otros».[3] Sean cuales fueren sus diferencias, todos los miembros de la Iglesia Nuestra Herencia querían ser «hacedores de diferencias» para Dios.

Y lo fueron.

Los norteamericanos empezaron a saber que existía esa iglesia. Muchos vinieron a observar cómo funcionaba. El pastor escribió un libro que vendió más de cien mil ejemplares y, en poco tiempo fue muy solicitado para hablar en seminarios, conferencias, colegios, universidades. Las invitaciones le llovían de todos lados del mundo. Su libro fue traducido a otros idiomas y fue tenido como lectura obligatoria en muchas escuelas de teología. La gente iba a Cristo. La iglesia crecía. Se desarrollaba el sentido de la comunidad. Era muy claro que Robert Girard y su congregación eran verdaderamente influyentes «en la avanzada de un movimiento espontáneo que parecía como si pudiera afectar profundamente la dirección de la iglesia evangélica mundial».

Luego, de repente, tan rápido como se levantó, la iglesia se desplomó.

Muchos trataron de explicar el por qué. Algunos pensaron que se había enfocado tanto en la innovación y renovación que ignoró sutilmente a Jesús. Otros advirtieron la falta de evangelización o la disposición de someterse a la autoridad. Las decisiones imprudentes del liderazgo minaron la unidad. No había disposición para oír ni obedecer las precauciones de los observadores externos; en cambio, muchos de los creyentes se llenaron de soberbia espiritual.

«Nuestra manera de "hacer iglesia" llegó a ser, para nosotros, casi la única forma correcta», escribió después Girard. «Otros grupos, otras iglesias, otros cristianos lo hacían mal. Nadie más tenía razón ni estaba en lo correcto salvo nosotros. Nadie más era tan transparente, tan desinhibido, tan emancipado, tan cerca del ideal y de las prioridades del Nuevo Testamento como nosotros... La sola idea de que algo real podía estar sucediendo en otra parte era contemplada con ojo muy prejuiciado».[4]

Al escribir sobre el por qué desapareció su visión, Girard asume mucho de la culpa. El era un hombre enojado, cuya iglesia atrajo a otros hombres y mujeres igualmente enojados. Su vida interior estaba caracterizada por inseguridad, paranoia, compulsión y culpa. Poca profundidad real había en su caminar personal con Dios. Como todos nosotros, él fue un luchador espiritual, necesitado y débil, pero trató de ocultarlo. En lugar de enfrentar su verdadero problema y solucioarlo, el pastor se las arreglaba para mantener la «imagen del líder espiritual» que sabía era sólo una fachada. Girard era un consumado artista del espectáculo eclesiástico en la iglesia; trataba de actuar en las formas que la gente esperaba. Igual que muchísimos otros, ató su ego y su valor propio a su trabajo.

Cuando el trabajo se desplomó, también Robert Girard se derrumbó.

Los siguientes años estuvieron repletos de dolor y conflictos. Robert Girard era un hombre destrozado: casi en los cincuenta, sin trabajo y sintiéndose como un tremendo fracasado. Necesitaba tiempo para sanarse. Necesitaba el amoroso apoyo de personas afectuosas y preocupadas, así como la ayuda de un consejero que llegara en profundidad a su alma. Necesitaba revalorar su vida y reenfoque de su caminar con Dios.

Mientras este proceso de recuperación se desarrollaba lentamente, el ex pastor empezó a trabajar vendiendo combustible para vehículos y sirvió como bombero voluntario.

Él y su familia se fueron de la ciudad a una pequeña comunidad donde nadie había oído de la Iglesia de Nuestra Herencia. Sin experiencia previa se puso a construir su casa. Al cabo de un tiempo, accedió, muy renuente, a ser el pastor de una pequeña iglesia de un pueblo cercano, donde un Robert Girard más sabio y maduro sigue siendo verdaderamente influyente.

A veces Dios nos usa, en su gran misericordia, para ser verdaderamente influyentes aunque tengamos luchas espirituales y emocionales sin resolver, motivos cuestionables y actitudes insalubres. El pastor y muchos de los fieles de la Iglesia Nuestra Herencia crecieron y superaron ese fracaso aprendiendo valiosas lecciones sobre el pensar orgulloso.

Por ejemplo, aprendieron que más grande no es necesariamente mejor. Su iglesia original cometió el error de suponer que eran exitosos y verdaderamente influyentes porque crecían numéricamente y su influencia también se acrecentaba. Se habían deslizado en la devastadora ilusión engañosa que J.I. Packer ha llamado «La enfermedad de adorar el crecimiento más que a Dios».

El libro de los Hechos registra estadísticas, pero en ninguna parte del Nuevo Testamento se exhorta a los creyentes con el aumento de asistencia, la expansión de la influencia o la prominencia de algún líder. Mucho más importante que todo eso son las vidas transformadas, el amor consistente, la pureza doctrinal, el desarrollo del carácter de Cristo, el crecimiento espiritual y el desarrollo de los creyentes que obedecen la Palabra de Dios y no niegan su Nombre.[5] Si usted quiere ser verdaderamente influyente no desperdicie tiempos preocupándose por la grandeza, sino que humíllese ante el Señor, haga su trabajo lo mejor que pueda y espere que Él exaltará y acrecentará su influencia si ese es su plan. No busque las grandes cantidades ni la importancia, y no resista si llega a ser célebre. Por otro lado, recuerde que los verdaderamente influyentes pequeños y fieles son, a veces, más influyentes que los famosos y poderosos. Pase lo que pase, debemos tener presentes las palabras de Pablo: «Por tanto, de la manera que habéis recibido al Señor Jesucristo, andad en él; arraigados y sobreedificados en él, y confirmados en la fe, así como habéis sido enseñados, abundando en acciones de gracias».[6]

La gente de la Iglesia Nuestra Herencia también aprendió que la creatividad y la innovación no necesariamente acarrean cambio permanente. Esto no es una crítica a las personas creativas y comprometidas que entregan gratuitamente sus talentos para ser verdaderamente influyentes por Cristo; demasiadas son las iglesias y la vidas marcadas por pereza perpetua, rutinas asfixiantes y la rígida resistencia al cambio. Para evitar secarse así, todos necesitamos de la frescura y la innovación en nuestras vidas y en nuestras horas de adoración.

Los que admiramos, sin embargo, el talento y la originalidad, encontramos que a veces es difícil creer que Dios use gente débil, aun aquellos que no son muy competentes ni creativos. Hudson Taylor, el gran misionero, dijo una vez que «todos los gigantes de Dios han sido gente débil».

Este mensaje no es en absoluto popular pero es verdadero. Como dijera Girard, los que son verdaderamente influyentes en la manera más efectiva parecen «haber pasado por algún tipo de proceso debilitador que rompe la cáscara exterior de arrogancia, justicia propia, dependencia de la fuerza, carisma y talento personales. Dios usa el fracaso, las fallas, la enfermedad, el quebrantamiento, el pecado, la tragedia personal y la pena para reducir a su gente al estado de utilidad. A menos que el siervo de Dios aprenda a depender absolutamente de Dios y abandone toda clase de independencia, sigue siendo demasiado fuerte para ser de gran valor».[7] Esto no significa que debamos buscar el debilitamiento sino que en su lugar debemos esperar ser debilitados, si somos serios en lo tocante a ser verdaderamente influyentes.

Los héroes de la fe que aparecen en el capítulo 11 de

Hebreos reconocieron que Dios obraba por medio de la debilidad, más que por el orgullo.[8] Ellos no fueron pensadores negativos pero tampoco irreales pensadores hiperprobabilísticos inflados. Ellos fueron pensadores humildes y entregados.

El pensamiento entregado

Cuando Moisés y los israelitas llegaron al borde de Canáan, listos para adueñarse de la Tierra Prometida, enviaron doce espías para que echaran un vistazo. Todos se impresionaron muchísimo con la riqueza y fertilidad de la zona, pero diez tambien se convencieron de que cualquier invasión fracasaría pues los habitantes de Canáan eran demasiado grandes y fuertes.

Dos de los espías, Caleb y Josué, disintieron con esos diez. Caleb rugió con gran convicción al hablar a la gente: «Subamos luego, y tomemos posesión de ella; porque más podremos nosotros que ellos... y con nosotros está Jehová; no los temáis.»[9] Pero quienes los oían reaccionaron amenazando con lapidar a los dos espías.

Usted recuerda lo que pasó después. La nación anduvo dando vueltas por el desierto durante cuarenta años, y solamente dos del grupo original entraron a la Tierra Prometida. Caleb y Josué. Algunos podrán alegar que estos dos tenían una mentalidad positiva. Y, sí; de cierta manera la tuvieron, pero su pensar estaba motivado por creer que Dios podía realizar grandezas mediante gente débil aunque entregada a él.

Una mentalidad entregada de similar índole vimos años después cuando Isaías escuchó la voz del Señor que decía: «¿A quién enviaré, y quién irá por nosotros? Entonces respondí yo: Heme aquí, envíame a mí.»[10]

Sin dudas ni titubeos, Isaías se ofrece para ir.

Cuando Jesús oró horas antes de la crucifixión, estaba

claramente entregado al Padre: «Yo te he glorificado en la tierra; he acabado la obra que me diste que hiciese».[11] Por medio de su corto ministerio Jesús había demostrado y subrayado la importancia de la obediencia de todo corazón en el pueblo de Dios.

La mayoría de los cristianos quieren hacer grandes cosas para Dios, actitud voluntaria que ciertamente debe complacerlo, pero Dios no se complace en absoluto cuando soñamos posibilidades y hacemos grandes planes sin entregarnos seriamente a su guía. El no se complace cuando vamos a El con ideas grandiosas, esperando que les ponga su sello de aprobación y les dé su divina bendición porque nuestras ideas pretenden glorificar a Dios. Triste es decirlo, pero estos planes concebidos por el hombre suelen fallar y los planificadores se desilusionan.[12] Sus motivos pueden ser buenos pero siempre pasan por alto algo crucial: Dios nos quiere más a nosotros que a nuestros planes. El reserva los roles verdaderamente influyentes de mayor envergadura para quienes dicen: «Heme aquí Señor, a tu disposición y gustoso. Muéstrame que quieres que haga».

A medida que desarrollemos esta actitud con la ayuda de Dios, iremos recibiendo las oportunidades para influir en las vidas de otras personas, cosa que me pasó durante una inesperada reunión con uno de mis alumnos.

Todo el sector de la universidad estaba tranquilo y oscuro cuando avanzaba con el auto en dirección al edificio donde estaba mi oficina; era muy raro que yo estuviera allí a hora tan avanzada, pero había estado en una reunión en el centro de la ciudad y de camino a casa había decidido recoger mi correspondencia.

Conduje el vehículo por ese camino tan familiar, pensando en cualquier otra cosa y casi no vi la solitaria figura que interceptó fugazmente la luz del automóvil. Caminaba lentamente, con ambas manos metidas en los bolsillos, el cuello angosto de su saco apenas levantado para protegerlo del frío viento otoñal.

Frené un poco, disminuí velocidad y mirando otro poco, pude reconocer la cara: era uno de mis alumnos, un asiático cuyo nombre no recordaba.

»¿Qué andas haciendo tan tarde? ¡Sube! Te llevo», le dije con voz animosa, mientras bajaba el vidrio de la ventanilla y detenía el vehículo.

Cinco minutos más tarde estábamos en mi oficina, sentados en las puntas opuestas del escritorio de mi secretaria, con una pequeña pila de cartas cerradas entre nosotros.

El me dijo: «Salí a caminar un poco para pensar». El necesitaba un rato a solas, tranquilo, lejos del ruidoso edificio de los dormitorios, para contemplar sus metas profesionales, pensar en su familia en Japón y en sus frustraciones de la primera semana del semestre de otoño. El irradiaba soledad, fatiga y desaliento.

Comentó: «Aquí es muy diferente de lo que yo esperaba; estoy pensando en dejar de estudiar por un tiempo».

Ninguno de los dos recuerda mucho de la conversación que siguió durante casi una hora más, luego de lo cual lo llevé hasta donde estaba su cuarto y me fui a casa.

El alumno, un joven de nombre Masaru Horikoshi, decidió seguir estudiando; nos hicimos buenos amigos a causa de ese encuentro nocturno. Vino varias veces a casa a comer, conoció a mi familia y volvió muchas veces antes de graduarse.

Debe habernos mencionado en sus cartas a la familia porque su padre, el pastor de una gran iglesia cerca de Nagoya, me conocía cuando nos encontramos un par de años después en el Japón. Me invitaron a dar una conferencia y, de pronto, me encontré cruzando el Pacífico dos veces al año para trabajar con pastores japoneses en la organización de consejería pastoral. Mientras tanto, Masaru se había inscrito en un doctorado. Luego, empezamos a organizar juntos seminarios en Tokio.

A veces Masaru y yo recordamos esa noche y estamos de acuerdo en que no fue un encuentro al azar. Dios me dio la oportunidad de pasar ese momento exhortando a un joven que estaba en un momento decisivo de su carrera. Debido a ese encuentro ambos hemos recibido nuevas oportunidades para ser, al menos, un poquito más influyentes en las vidas de pastores japoneses, quienes ministran en una de las naciones más avanzadas del mundo pero también una de las más abrumadas por el estrés. El joven que caminaba esa noche otoñal entre los edificios de la universidad, hace ya varios años, se yergue hoy entre aquellos que pueden realizar en el Japón cambios muy significativos para Dios.

En la medida que nos vayamos entregando a Dios vamos a tener encuentros inesperados como ése. Puede que no sean espectaculares –y muy a menudo se olvidan pronto– pero esas conversaciones pueden llegar a ejercer una influencia perdurable en muchas vidas.

El acercamiento indirecto

¿Se ha dado cuenta alguna vez de cuántas cosas de la vida no se rinden al acercamiento indirecto? Trate de hallar la felicidad y, probablemente, la pierda; trabaje en algo que vale la pena y la felicidad sobreviene como una consecuencia. Trate de influir a alguien empujando, presionando, coercionando y sus esfuerzos fallarán con toda probabilidad; viva su vida con integridad y amor y ejercerá influencia. Trate de forzar a alguien para que confíe en usted y por cierto que no será así. Sea confiable y viva en forma honesta y digna de confianza y la gente depositará su confianza en usted. Esfuércese por edificar mediante la amabilidad, la gentileza, la paz y el gozo en su vida, y verá que su éxito en esta empresa es muy limitado. Viva guiado por el Espíritu Santo mientras que procura glorificar a Dios, y su vida interior cambiará. Trate de originar una experiencia de éxtasis espiritual y no pasará nada significativo. Pase tiempo en conocer mejor a Dios y descubrirá que empieza a vivir grandes momentos espirituales, a menudo cuando menos los espera.[13]

Ese mismo principio rige en lo tocante a ser influyente en otras vidas. Las organizaciones, las entidades misioneras, las iglesias, suelen rebosar de planes y programas, muchos de los cuales no logran cumplir gran cosa. A veces, nuestros planes profesionales, cuidadosamente edificados, nos llevan a ninguna parte. Resulta trágico que muchas vidas sean sin sentido, sin significado e improductivas, a pesar de nuestros fervientes deseos de cumplir algo realmente valioso.

La razón de esta carencia de productividad radica en el núcleo mismo de nuestro ser y en una doctrina básica de Jesús. Si quieres impactar, sirve.

Los libros y los seminarios sobre liderazgo hablan frecuentemente de hacerse cargo, obtener poder, ponerse al control de, pero muy rara vez encontramos en ellos alguna referencia a servir, lo que no debe sorprendernos.

La servidumbre es un concepto cristiano tan único que hasta los discípulos parecieron asombrarse cuando Jesús les planteó esa idea. Ellos habían estado discutiendo sobre sus posiciones en el reino de Dios cuando Jesús formuló una declaración notable: «El que quiera hacerse grande ente vosotros será vuestro servidor, y el que quiera ser el primero entre vosotros, será vuestro siervo».[14]

El mismo Jesús fue su ejemplo de liderazgo, sirviendo.

Jesús estuvo durante todo su ministerio ensombrecido por los fariseos que eran pomposos, altamente críticos y claramente amenazados. Estos hombres gustaban de tener títulos, ser aclamados, respetados y tener lugares de honor en los banquetes y las sinagogas. Muchos pretendían ser piadosos, verdaderamente influyentes, pero Jesús los trató de hipócritas.

«Vigílenlos», dijo a los discípulos. «Parecen santos por fuera pero por dentro están llenos de maldad, ambición y egocentrismo. No practican lo que predican y les gusta ser considerados grandes líderes, aunque son necios y ciegos». Entonces, Jesús repitió un mensaje que había dado antes a los discípulos: «El que quiera engrandecerse, que sea siervo».[15]

Si quieres ser verdaderamente influyente, acostúmbrate a servir a los demás exhortándolos, ayudándolos, ocupándote de ellos y mostrándoles amor. Si quieres ser un cristiano verdaderamente influyente, dedícate primero a ser como Jesús.

Probablemente esto suponga preparación y planificación cuidadosa. Los soldados son inútiles para el combate si no están entrenados. Los equipos de fútbol indisciplinados no llegan a disputar los trofeos importantes. Los buenos abogados no ganan los casos ante tribunales si no los preparan con mucho cuidado.

El entrenamiento y la preparación suponen más que desarrollar habilidades. Para ser efectivo en combate, el buen soldado debe desarrollar una manera militar de pensar. Los atletas deben «pensar en deporte»; los miembros de un equipo deben pensar como ganadores. Los profesionales aprenden una manera de pensar que permea toda su vida.[16]

Lo mismo rige para los cristianos, pues ningún creyente será verdaderamente influyente si está tan atareado que le queda poco tiempo para estar con Dios. No seremos verdaderamente influyentes en el reino de Dios si no hacemos el esfuerzo para aprender cómo piensa Él y de qué manera esos pensamientos se expresan por medio de un liderazgo que sirve.

Dos actitudes básicas

Luego de terminar todo el trabajo y los exámenes del curso para graduarme en sicología, hice mi práctica en un gran centro de tratamientos situado en Oregon. Aún seguía en los veintitantos años cuando me mudé a Porland para encontrarme con un mundo de gente verdaderamente influyente, quienes afectaron profundamente mi vida.

El entrenamiento de práctica fue excelente. Conocí a muchos colegas y estudiantes. Me uní a una iglesia estupenda y en su momento me inscribí en cursos del seminario teológico donde conocí a mi esposa. Durante esos años pasados en Oregon, ella y yo conocimos a gente de lo mejor que hemos conocido en nuestras vidas. Dos de esos matrimonios influyeron muchísimo en mi vida.

Art y Berniece Matthews eran los coordinadores del grupo de profesionales y universitarios de la iglesia. Pasé mucho tiempo en su casa y me invité a comer con ellos más veces de las que quiero admitir. Nunca parecieron resentirse por esas intromisiones, a veces sin tacto alguno, y siempre me hicieron sentirme bien acogido. Me mostraron cómo liderar sirviendo. Cuando miró atrás, ellos están en los primeros lugares de la lista de gente verdaderamente influyente que impactó tranquila pero poderosamente mi vida.

M.L. y Marilynn Custis fueron también de verdadera influencia en mí. M.L. era un médico que enseñaba un curso de estudios bíblicos para adultos jóvenes. Me dedicó parte de su tiempo y trató, sin éxito, de enseñarme a jugar golf. Este amable doctor me transmitió un profundo concepto de la ética profesional y me mostró un estilo de vida cristocéntrico. El y su esposa sirvieron como mis informales consejeros de matrimonio, me prestaron dinero para comprar el anillo de compromiso y pagaron nuestra torta de bodas porque nosotros no podíamos comprarnos una.

Al agradecerles, le pregunté una vez a M.L. cómo podríamos retribuirles tanto. Julie y yo nunca nos olvidaremos su respuesta: «Probablemente nunca puedan devolvernos eso; ni siquiera lo intenten, sino que, en cambio, vayan y hagan lo mismo por otros».

Pocos años después M.L.Custis murió repentinamente

en lo mejor de la vida. Nunca le pudimos retribuir su amabilidad, pero hemos tratado de seguir su consejo y a menudo hemos compartido con estudiantes y otras personas que vienen a nuestra casa. Esto es consejo bíblico, similar a lo que Jesús enseñó luego de narrar la parábola del buen samaritano.[16] Si alguien es amable contigo o si ejerce verdadera influencia en tu vida, haz lo mismo por otros.

¿Cómo pudieron los Matthew, la señora Custis y tantos otros ciudadanos de Portland mostrar tanta bondad y ser tan verdaderamente influyentes en nuestras vidas? Estaban motivados por sus compromisos con Cristo, pero cada uno mostraba también los dos componentes más importantes del ser verdaderamente influyente. Ellos estaban decididos a ser verdaderamente influyentes y encontraron una forma.

Querer hacer una diferencia en otros. Jesús conoció durante su ministerio a personas que quisieron ser sus seguidores hasta que él les dijo cuál era el costo. Cierta vez manifestó que era duro, tal como acarrear una cruz. Su familia puede rechazarlo y probablemente tenga que irse de casa. Sus críticos y enemigos pueden despedazarlo como lobos que destrozan a una oveja. Tendrá que dejar todas sus riquezas, dejar su rencor, perdonar en lugar de vengarse. Algunas personas lo odiarán y puede llegar a perder la cabeza como Juan el Bautista. Cuando esa gente escuchó cosas así muchos se fueron, como el joven rico.

De todos modos el costo de ser verdaderamente influyente puede ser alto, especialmente si quiere consagrarse a Cristo. Tendrá inconvenientes, probablemente muchas veces. Su compromiso puede sacarlo de casa, consumir su tiempo, drenar sus energías y usar su dinero. A veces la vida será difícil e incómoda. Puede que tenga que trabajar mucho, duro y en condiciones terribles por poco o ningún dinero. Puede que reciba escasas palabras de aprecio de los demás, si es que las recibe. Puede enfrentarse al rechazo, a las críticas mordaces e injustas y a la traición personal.

Puede trabajar diligentemente por ciertas causas pero tan sólo para que otros se lleven los elogios. La gente puede tomarlo como obvio y nunca agradecerle. A pesar de dar lo mejor suyo, puede sentir que todos sus esfuerzos son fútiles y que su vida nada significa.

No obstante, las recompensas son grandes y eternas. Los que son verdaderamente influyentes tiene un sentido interior de satisfacción. Aunque les parezca que sus esfuerzos fracasaron y que nadie se dio cuenta de todo lo que se empeñaron para intentar hacer algo, ellos saben por dentro que, por lo menos, lo intentaron fielmente. Mejor es haber tratado y fallado que llegar al fin de la vida sabiendo que ni siquiera se preocupó por ser influyente de alguna manera.

Por supuesto que los verdaderamente influyentes ven, muy a menudo, los beneficios de sus labores: vidas que han cambiado, proyectos que se concretaron, metas que se cumplieron, niños que fueron lanzados a la vida, ministerios de la iglesia que avanzaron, en parte, por sus esfuerzos. Unos cuantos reciben medallas, placas recordatorias, diplomas, menciones por sus empeños, pero son escasos. Más a menudo obtenemos una ocasional carta o palabra de aprecio, aunque habitualmente ni siquiera eso recibimos.

Pero nosotros sabemos que Dios se da cuenta de nuestras motivaciones y esfuerzos. El lo nota y no olvida cuando mostramos amor por él y le damos una mano a su pueblo.[17] Nunca promete éxito en la tierra sino que dará sus recompensas en el cielo.[18] El no exige ni espera que todos hagamos un impacto significativo en este mundo, pero sí nos llama a ser fieles.[19] El no anticipa perfección mientras su pueblo esté en la tierra, pero nos requiere: «Amarás al Señor tu Dios con todo tu corazón, y con toda tu alma, y con toda tu mente… Amarás a tu prójimo como a ti mismo».[20]

Muy elevados estándares son estos; para ser verdaderamente influyente debes sopesar las opciones y, luego, decidir si realmente quieres hacer el esfuerzo.

Encontrar la manera de ser verdaderamente influyente. Cuando estaba recién graduado, antes de hacer la práctica en Oregon, tuve un compañero de curso que era un atleta excelente. A menudo estudiábamos juntos y nos bombardeábamos uno a otro con preguntas sicológicas, sin embargo Pedro siempre encontraba tiempo para trotar o jugar un poco de tenis. Con frecuencia hablaba con entusiasmo de sus salidas en veleros en los veranos, y a veces soñaba con llegar a ser sicólogo para deportistas. Quería trabajar preferentemente con atletas.

Más de una vez en aquellos días, antes de cumplir los treinta, mi amigo hablaba de los hombres de edad media deformados y gordos. El decía con toda firmeza: «Eso nunca me pasará». Hace mucho que no veo a Pedro, pero me pregunto si habrá mantenido su resolución de seguir en forma.

Muchos de nosotros luchamos fuertemente para controlar el peso; siempre queremos adelgazar y tenemos la mejor voluntad de mantenernos en forma, pero hacer algo al respecto es muy duro. Más fácil es hablar de bajar de peso que empezar y seguir una dieta.

Ser verdaderamente influyente es más o menos lo mismo. Querer serlo es más fácil que hacer lo necesario para serlo. Vivir de tal forma que nuestra vida haga una diferencia en otros suele empezar por cosas chicas: escribir esa carta tan postergada, hablar amablemente a una camarera del restaurante que está muy ocupada, tomarse el tiempo para hacer bien una cosa, ahogar la tentación del chisme, llevar a un amigo al aeropuerto, escuchar a tus hijos cuando quieren hablar, exhortar a alguien que tiene una idea creadora, escuchar las batallas de una persona aun a medianoche.

Nadie puede hacerlo todo y tampoco debemos ni siquiera intentarlo. Hasta Jesús se alejaba de las multitudes para estar solo, orar y, quizá, examinar sus prioridades.[21] Ninguno de nosotros puede responder a todos los pedidos de dinero que se nos formulan de diversas maneras. No puedo regalar libros a toda la gente que los pide. No puedo conversar ni aconsejar a todos los que lo solicitan. A veces, ni siquiera puedo contestar todas las cartas que recibo, sin que importe cuánto lo desee o trate de hacerlo.

Varias veces en el curso de los años me he sentido ahogado por las ocupaciones de mi vida y me he sentido frustrado debido a toda esta actividad que parece no cumplir nada. Pero la vida es ocasionalmente así. Lavar platos, cambiar pañales, cortar el pasto, limpiar la casa, sacar la basura, esta clase de cosas siempre estará con nosotros. Ellas consumen nuestros horarios y se devoran el tiempo pero no podemos ignorarlas.

Una vez haya decidido que quiere ser verdaderamente influyente y que esté decidido a encontrar la manera de serlo, dele una buena mirada a su vida. Decida cuánto de sus actividades provienen de su ineficiencia y de sus prioridades cambiadas. Para ayudarse con esta evaluación, llene el cuestionario sobre el estado de su vida que aparece en el apéndice de este libro.

Fabricar muebles y ser «hacedor de diferencias»

La compañía Herman Miller es una fábrica de muebles ubicada en un pueblo norteamericano, lugar conocido por ser «un pueblo helado sin bares, ni salones de billar ni teatros». La empresa Miller es pequeña pero la revista Fortune la clasifica entre las cien mejores compañías para trabajar que hay en los Estados Unidos de Norteamérica. Recibió el noveno lugar en una encuesta sobre las empresas más admiradas de ese país y el sexto en términos de la calidad de la administración gerencial.

La gente de la empresa Miller quiere ser verdaderamente influyente. «Pretendemos aportar algo a la sociedad», escribió su presidente no hace mucho. «Deseamos efectuar ese aporte mediante los productos y los servicios que ofrecemos y por medio de la manera en que los ofrecemos... Pretendemos ser socialmente responsables y sensibles».[22]

Palabras como éstas me hacen querer subirme a la silla a dar vivas.

A veces las personas verdaderamente influyentes pueden aprender de los dirigentes empresariales que tratan de influir favorablemente mediante sus empresas. El gerente general de la empresa Miller define el liderazgo como el arte de liberar a las personas para que hagan lo requerido de ellas en la forma más efectiva y humana posible. Los empleados son alentados a esforzarse para producir alta calidad, no solamente en los muebles que manufacturan sino también en sus servicios, relaciones con los clientes, disposición a cumplir las promesas y en el cuidado atento de uno por otro. La compañía siempre está buscando maneras de mejorar, siempre en pos de ayudar a los empleados para que se sientan necesarios e importantes, siempre alentando la innovación y la educación continua, esforzándose constantemente por equipar a las personas y facultarlas para que hagan lo mejor posible. Los empleados ayudan en la toma de decisiones y participan de las ganancias de la empresa. A la comunidad le dan tiempo, energía y dinero no solamente como una estrategia de relaciones públicas sino porque creen que no podemos vivir aislados de las necesidades sociales. La compañía se distingue por la integridad y el mutuo respeto y la gente que trabaja para Herman Miller es influyente de verdad.

Mucho depende de sus actitudes.

Quizá ninguno de los empleados haya oído una grabación motivadora pero trabajan juntos y hacen lo mejor porque se respetan unos a otros, están dispuesto a cambiar, comprometidos a producir alta calidad y determinados a ser verdaderamente influyentes.

Si usted tiene las actitudes correctas, puede también ser verdaderamente influyente.

Características destacadas del capítulo

• Para influir favorablemente en otros debemos mantener la mentalidad correcta. Dios nos ayudará con esto, especialmente si estamos dispuestos a entregarnos a él y obedecerlo.

• Las cosas más grandes, más creativas, más innovadoras no son necesariamente mejores.

• Los que verdaderamente influyen en forma efectiva deben estar dispuestos a pensar como siervos.

• Los que son influyentes de verdad desean impactar y encuentran las maneras de ejercer ese impacto.

5
Evite enredarse en pecados

La vida de David quedó echa pedazos después de su relación con Betsabé. El mismo admitió sentirse exhausto, deprimido, oprimido, culpable, físicamente agotado y enfermo.

Sus amistades lo rechazaban, sus enemigos lo perseguían, no podía dormir y no tenía apetito[1] pero, cuando por fin confesó su pecado y pidió el perdón de Dios, cambió toda la actitud mental de David: empezó a cantar, a sentir un nuevo gozo y esperanza para el futuro, a enfrentar sus responsabilidades con nueva confianza y entusiasmo y rendirse nuevamente a la guía soberana de Dios; David oró: «Hazme saber el camino por donde ande... Enséñame a hacer tu voluntad, porque tú eres mi Dios; tu buen espíritu me guíe a tierra de rectitud.[2]

Erich Sauer se refiere en su obra sobre el libro de los Hebreos a la manera en que el pecado nos hace tropezar y nos enreda. Al comienzo el pecado viene bajo la forma de amigo generoso que promete placeres, progreso y posibilidades para el futuro. El diablo tentó a Eva con la promesa de más conocimiento y prestigio, cuando comenzó a trabajar; en esencia dijo «Prueba, te va a gustar; tus ojos serán abiertos y serás como Dios». Cuando las promesas son incitantes resulta fácil tragarse la carnada. A menudo hay cierto placer y puede que no haya sentimientos inmediatos de remordimiento o de haber sido atrapado.

Sin embargo, en su momento el pecado será contemplado, infaltablemente, como es en realidad: un tirano devastador. Antes del hecho pecaminoso, la maldad del pecado es minimizada y, después, sus efectos son magnificados. Eso que antes nos deslumbró ahora nos rodea de tinieblas.

Las cosas que prometieron liberarnos para sentir más placer y realización, pronto nos atan y nos deprimen. El Malo que, primero, apareció disfrazado de amigo se vuelve, ahora, el acusador que nos roba el valor y nos convence que no hay esperanza que volvamos a ser otra vez puros, libres y útiles.[3]

Principio número dos
Siga trabajando para sacar el pecado de su vida

Esta frase no es popular, pues ni siquiera nos gusta usar la palabra *pecado*, la que parece pasada de moda e irrelevante para la actualidad. No obstante, éste es un mensaje crucial si en realidad queremos ser verdaderamente influyentes para Dios.

Hebreos 12:1 nos instruye a despojarnos del pecado que nos enreda con tanta facilidad. Para que Dios nos use debemos estar constantemente alertas ante el potencial enredo en el pecado, pues solamente entonces podemos llegar a ser influyentes en forma efectiva.

Muchos somos como el campesino que quiere tener una buena cosecha de verduras o un despliegue brillante de flores, pero que no tiene ganas de desmalezar y preparar el suelo. Nuestras metas pueden ser valiosas pero no las cumpliremos sin el trabajo previo de pico y pala. Para el cristiano verdaderamente influyente esto presupone sacar el pecado de nuestra vida admitiéndolo, confesándolo y abandonándolo, con la ayuda de Dios.

Tenemos que hacernos tiempo para examinar nuestras vidas, escarbando nuestros ocupados horarios de trabajo para hallarlo. Sea honesto consigo mismo, ¿Cuáles son las actitudes, conductas, resquemores que persisten en usted; cuáles son las opciones que se da el lujo de preferir, las indiscreciones, las fantasías y otras evidencias de desobediencia que se interponen entre usted y Dios? Los seres humanos somos imperfectos, echados a perder por la Caída, tentados por el pecado y, a menudo, atrapados también por el pecado. Estas cosas obstaculizan que influyamos efectiva y verdaderamente.

Naturalmente estos exámenes de uno mismo no deben ser hechos una sola vez. Estamos rodeados de tentaciones y, a veces, caemos. Cuando eso pasa, tenemos que levantarnos y empezar de nuevo, sabiendo que Dios perdona cuando confesamos nuestros pecados. El siempre está dispuesto a darnos otra oportunidad.[4]

Cuatro cualidades de quién es verdaderamente influyente

Desenredarse del pecado no es solamente cosa de resistir las tentaciones que nos hacen tropezar. Cuando confesamos nuestros pecados en genuina actitud de arrepentimiento, Dios perdona libremente debido a que su hijo Jesucristo ha asumido el castigo por lo que nosotros hemos hecho. El nos va remodelando lentamente en las personas cuyas vidas se caracterizan por amor, gozo, paz, paciencia, benignidad, bondad, fe, mansedumbre, templanza que van, todos, en continuo aumento, al igual que nuestro potencial para ser verdaderamente influyentes.[5]

Estas no son las únicas cualidades que caracterizan las vidas de quienes son verdaderamente influyentes. Warren Bennis ha dedicado toda su carrera a estudiar el liderazgo; fue presidente del directorio de la Universidad de Cincinnati, ahora trabaja como consultor de entidades gubernamentales y empresas multinacionales. Sus libros sobre el tema del liderazgo se cuentan entre los más populares del mundo de los negocios.[6] En uno de estos libros, Bennis informa interesantes descubrimientos efectuados luego de estudiar durante cinco años a las personas que «dirigen para ser verdaderamente influyentes».[7] Bennis descubrió que los líderes verdaderos llevan vidas equilibradas; sus carreras y sus vidas personales encajan entre sí de manera armónica. Son ambiciosos y, a menudo, muy talentosos pero no están impulsados por alcanzar las cumbres ni esclavizados por la pasión de salir adelante. Los mejores líderes conocen sus lados fuertes, sus puntos débiles, sus capacidades y sus límites. Trabajan dentro de estos límites, rinden lo mejor posible e inspiran a terceros a hacer lo mismo en forma consistente.

Esto suena bien para ser de un autor que escribe para inspirar a líderes en potencia pero, ¿podemos aplicarlos a personas que carecen de aspiraciones o responsabilidades de liderazgo? ¿Se refieren esas conclusiones sobre los superlíderes o a aquellos de nosotros que, sencillamente, queremos ser nada más que ayudar en las vidas de otras personas? ¿Puede esto ser aplicable a los cristianos?

En base a sus investigaciones, Bennis identificó varios componentes esenciales de liderazgo que cada uno de nosotros puede desarrollar, aspiremos o no a ser líderes. Estos rasgos, que podemos llamar las cuatro características del que es verdaderamente influyente, pueden ser desarrollados en todos nosotros. La integridad, el compromiso, la humildad y la disposición para aprender van a caracterizar a los que son verdaderamente influyentes. Cada uno de estos rasgos tiene un claro mandato bíblico y mientras vayamos en pos de ellos, disminuye la probabilidad de enredarnos en el pecado.

Integridad. Esto presupone hacer lo que sabes aue es correcto, aunque nadie te observe. José mostró integridad cuando se resistió a las insinuaciones seductoras de la esposa de Potifar, aunque estaba lejos de su hogar y sus impulsos sexuales deben haber estado insatisfechos por mucho tiempo. Daniel, quien también llegó a ser un grande en una nación pagana, mostró integridad cuando rehusó corromperse con el alimento y el vino del rey. El mostró integridad cuando siguió adorando a Dios en forma abierta porque sabía que esto era lo correcto, aunque también sabía que iba a ser arrojado al pozo de los leones debido a su oración en público.[8]

La gente íntegra es confiable por ser fiel. Si prometen algo, lo hacen. Sus acciones se edifican sobre elevados principios morales. Sus palabras no salen de sus labios para chismear, desparramar rumores, destrozar a terceros o distorsionar la verdad. La gente íntegra descubre lo que complace a Dios y, entonces, lo hace. Los cristianos íntegros están dedicados a escuchar la Palabra de Dios y hacer lo que dice.[9]

Hemos sido ahogados últimamente por los relatos de los escándalos de políticos, especuladores de las Bolsas de acciones y valores, héroes del deporte, figuras del espectáculo y líderes religiosos. Muy complejas son las razones que explican estas conductas pecadoras y derrotistas pero, en su mayoría, pueden atribuirse a una falta básica de integridad. Bennis opina que los escándalos son «la suma de un millón y una pequeñas evasiones, estafas, encubrimientos, media verdades y erosión moral que quedan, en su momento, sin descubrir, y no solamente en nuestros líderes sino en toda la sociedad».[10]

La gente sin integridad suele empezar por cosas chicas, desviaciones menores de lo que saben es correcto. En su momento estas desviaciones se vuelven más frecuentes hasta hacerse parte normal de la manera de vivir. La integridad se desintegra gradualmente.

No puede instilar forzadamente integridad a alguien; solamente la puede desarrollar en usted mismo y ser modelo de ella en su propia vida. La integridad no es algo reservado para unos pocos líderes de alta visibilidad sino que es algo que debe estar en el núcleo de nuestra vida. La integridad es elemental para ser líderes en forma efectiva y favorecer cambios en las vidas de otras personas. Sin integridad no podrá ser verdaderamente influyente con su vida, como tampoco en su trabajo, su familia, su empresa ni su iglesia.

Compromiso. La mayoría de los hombres y mujeres que trabajaron en el proyecto espacial Apolo estaban motivados por una misión. Ellos se dedicaron a cumplir un objetivo y se entusiasmaron por ser parte del alunizaje inminente. Pocos habían podido trabajar antes en esos niveles tan extraordinarios pero sus capacidades y habilidades florecieron plenamente porque ellos estaban impelidos por el entusiasmo y motivados por el sentido de propósito.

No debe, pues, sorprender que el desempeño volviera al nivel habitual una vez que se terminó el proyecto Apolo. Los esfuerzos de los trabajadores dejaron de estar sostenidos por la pasión; habían ascendido a las cumbres y ahora se habían deslizado rápidamente para abajo, hacia la tierra de nuevo.

La vida es así. Para muchos de nosotros, los períodos de entusiasmo excepcional y de fervor emocional son escasos, son como desviaciones insólitas de las actividades rutinarias de todos los días. Cualquiera puede verse arrastrado en la excitación de un campeonato, una experiencia emocional de adoración, un nuevo amor o un proyecto muy interesante en el trabajo, pero las cosas que duran no se construyen sobre entusiasmos transitorios, estados de ánimo cambiantes o palabras de un dinámico orador. Los matrimonios sólidos, las grandes obras de arte, los inventos que significan algo, la madurez personal, el crecimiento espiritual, el gobierno estable, las relaciones duraderas, la erudición fundamentada, los productos de alta calidad, el desarraigo de la corrupción, la excelencia de la educación son logrados solamente cuando las personas se comprometen a ello en forma intensa e invariable.

El compromiso es la creencia duradera en algo o

alguien. Sin compromiso flotamos de una actividad a otra, de una experiencia a otra. Sin compromiso nunca llegaremos a ser excelentes en lo que hacemos y rara vez seremos verdaderamente influyentes. El compromiso es algo que dura; el compromiso real no cambia a cada minuto, aunque ocasionalmente nos comprometamos a algo para descubrir más adelante que nos equivocamos, que cometimos un error y tenemos que cambiar. Debemos elegir nuestros compromisos cuidadosa y reflexivamente a fin de evitar demasiados y continuos cambios.

Cuando nos comprometemos con una persona o causa, cedemos algo de nuestra libertad e independencia, algo de nuestra individualidad y control.[11] Esto puede ser peligroso y algunas personas nunca van a entregar voluntariamente el control o formular compromisos. En lugar de eso, cursan sin timón por la vida, sin dirección ni metas. Estas personas raramente son verdaderamente influyentes.

Cuando mis padres celebraron sus bodas de oro, la familia les organizó una fiesta para que sus amistades pudieran hacerse presentes y felicitarlos. Varios invitados comentaron que era notable y desacostumbrado que dos personas se mantuvieran juntas por medio siglo. ¿Cómo lo hicieron? Mamá y Papá tuvieron sus momentos difíciles en el matrimonio pero yo creo que nunca pensaron seriamente en el divorcio. Ellos estaban comprometidos a su matrimonio y determinados a que funcionara bien.

¿Tienes compromisos firmes? Dado que nuestro tiempo y nuestra energía es limitada no podemos comprometernos a demasiadas cosas o relaciones aunque nuestras vidas estarán vacías si no nos arriesgamos a comprometernos a algo.

Los que son verdaderamente influyentes son personas dedicadas que no los asusta el comprometerse con una causa digna. Los cristianos verdaderamente influyentes son los comprometidos a un persona: Jesucristo. Nuestra meta es conocerlo, obedecerlo, llegar a ser como El. Otros compromisos son importantes pero todos son secundarios respecto de nuestro compromiso con Cristo.

Humildad. Antes de la elección de 1988, en que George Bush fuera elegido presidente de los Estados Unidos de Norteamérica, había una constelación de políticos que aspiraban a meterse en la carrera presidencial por la Casa Blanca. Hubo un momento en que había quince candidatos en pos de esa posición de tanto poder que la mayoría de nosotros no quiere.

Mientras se efectuaba esa carrera, los candidatos fueron quedando fuera uno por uno. Cada vez que se retiraban expresaban públicamente alguna cosa. Yo me acuerdo de una sola en que el candidato que se retiraba concluyó, quizá algo rencoroso o amargado, que la persona tenía que estar loca o ser masoquista y tener delirios de grandeza para aspirar a ser presidente del país, dado el sistema norteamericano. Naturalmente ese trabajo tiene muchas presiones junto con el poder y las alturas, pero durante varios meses antes de la elección, los candidatos tienen que recorrer el país entero, aparecer en televisión con un mensaje similar a «¡Mírenme, soy el mejor! No hay nadie mejor que yo para este puesto».

Un presidente anterior, Abraham Lincoln, ha sido particularmente admirado por su humildad, pero parece que tenemos muy pocos líderes humildes en el gobierno actual, cosa que está igualmente mal en el mundo de los negocios, las instituciones educacionales y hasta en muchas iglesias.

La verdadera humildad es una actitud que mantiene la vida en la perspectiva adecuada. La gente humilde no ignora la existencia de Dios, ni vive como si pudieran arreglarse muy bien sin El. La gente genuinamente humilde no supone que siempre está en lo correcto. Sus opiniones sobre la Biblia y su teología están siempre abiertas a correcciones; tampoco suponen que toda persona esté equivocada o sea mala por disentir con ellos.[12]

Los que son humildes no minimizan ni niegan sus habilidades y logros dados por Dios. La gente humilde se da cuenta que todo lo que tenemos y logramos se debe a que Dios es bueno. La gente humilde, como Job, sabe que el Señor da y que puede quitar con igual facilidad.

Los candidatos para cualquier cargo en una democracia deben convencer al electorado de sus habilidades para dirigir; algunos lo hacen sin jactarse ni formular proclamas exageradas de sus importancias. Los que son verdaderamente influyentes en forma efectiva y humilde, como los buenos líderes, aceptan las felicitaciones con agradecimiento, pero no se quedan dormidos sobre los laureles ni las toman demasiado en serio. Estas personas tratan de aprender de las críticas razonables y evitan culpar o destacar los errores de otros.

El apóstol Pablo era humilde; reconocía libremente sus fallas y debilidades pero no seguía insistiendo en sus lados flacos; él reconocía que su fortaleza y llamado venían de Dios y servía lo más efectivamente posible. Al finalizar su vida pudo mirar atrás y decir que había librado la buena batalla y había terminado la carrera. Con la ayuda de Dios él hizo lo mejor que pudo y fue un influyente de verdad.

La humildad es más que una característica que nos esforcemos por poseer; la humildad es algo que hacemos. Nos humillamos ante Dios y otras personas.[13] Nos esforzamos por mantener una perspectiva equilibrada de nuestros puntos fuertes y de nuestros logros. Nos recordamos y les recordamos a otros que Dios estima a aquellos que no son orgullosos[14] y que se inclina más a usar personas que sinceramente andan en pos de ser humildes.

Disposición para aprender. Kenneth Kanzer es uno de mis héroes, cosa que puede considerarse asombrosa.

Cuando yo era un profesor joven –con cierta preparación teológica pero sin el título en teología– el doctor Kantzer estuvo dispuesto a contratarme para un cargo en una escuela de teología. Mi trabajo era enseñar consejería pastoral a los seminaristas que se preparaban para el ministerio. Esto fue todo un desafío para mí, en parte porque estaba en una universidad nueva, que crecía con entusiasmo y marchaba en la vanguardia de la educación teológica. Los catedráticos eran pocos pero innovadores; a veces resultaban contagiosos en su entusiasmo y comprometidos en que su institución fuera la mejor del país. Kenneth Kantzer era el decano.

Con el curso de los años me inspiró con su consistente compromiso a la erudición, su énfasis en la piedad personal y su persistencia en moldear la escuela paso a paso. A veces se equivocó, en otras nos hizo enojar, pero siempre estuvo abierto a nuevas ideas y dispuesto a reunirse conmigo para conversar de mi carrera, mi cátedra y mi familia.

Después que se jubiló y fuera suplantado por un nuevo decano, Ken Kantzer llegó a ser el editor titular de una importante revista cristiana. Después de estar en ese puesto por cinco años –sumamente productivos– se retiró y asumió el cargo de presidente de una institución de enseñanza tan llena de problemas que parecía destinada a la destrucción. Cuando Kantzer terminó el período de la crisis la escuela «sobrevivió», y él volvió al seminario como jefe de un programa de doctorado en teología.

Por esa época yo enseñaba sicología de la tercera edad, mis alumnos habían visitado un par de casas para ancianos para analizar sus problemas, pero ellos querían más práctica y deseaban oír algún anciano que aún estuviera activo, sin estar confinado en una de esas instituciones geriátricas o en su casa, meciéndose interminablemente. Me encogí por dentro cuando sugirieron que invitáramos al doctor Kantzer para que viniera a conversar con ellos sobre la ancianidad. Me pregunté cómo iba a responder este humilde aunque tan distinguido hombre si le pedíamos que se exhibiera para nuestro estudio de la ancianidad. Traté de convencer a los alumnos que el doctor podía estar sumamente atareado y que invitaran a otra persona jubilada que tuviera tiempo libre.

Pero los alumnos insistieron en invitar a los Kantzer, lo cual me alegro mucho. Nuestra hora y media con ellos es una de las cumbres de mi carrera docente. Volví a ver a un hombre con clarísimas convicciones, que respetaba a quienes no estaban de acuerdo con él y no los menospreciaba. El le mostró a mis alumnos que seguía leyendo mucho, abierto a nuevas ideas, siempre aprendiendo y planificando en forma creativa el futuro, aunque él y su esposa ya han pasado los setenta. La señora Kantzer mostró muy gentilmente lo que mi esposa y yo habíamos visto por años: una mujer cuya compasión, pensamiento ágil y gran sensibilidad han ayudado a cientos de estudiantes y sus esposas, aunque ella se ha dedicado constantemente a apoyar, exhortar y plantear desafíos a su conocido esposo. Quizás la mentalidad abierta que siempre aprende, vista en esa clase, ayuda a explicar por qué Kenneth Kantzer y su esposa han sido verdaderamente influyentes a largo plazo.

Las personas que no piensan, de criterios estrechos y rígidos, rara vez son verdaderamente influyentes. Cuando nos quedamos enmarcados dentro de nuestras denominaciones, hablamos solamente con personas de nuestra misma profesión, evitamos a los que no son cristianos, así cerramos nuestras mentes a nuevas maneras de pensar y prestamente nos hallamos separados de las ideas frescas y de las amistades estimulantes. Nos secamos mentalmente cuando nuestro mundos no son más grandes que el pequeño círculo de amigos íntimos o nuestros intereses no van más allá de las imágenes de la pantalla del televisor. En su momento la creatividad se esfuma, instalándose en su lugar el *rigor mortis* mental, mucho antes de estar listos para morir. En cambio, cuando estamos abiertos a nuevas ideas, descubrimos oportunidades frescas y vemos nuevas posibilidades para ser verdaderamente influyentes.

Cuando el apostol Pablo estuvo en Atenas esperando

que llegaran sus dos amigos, fue la sinagoga, al mercado, habló con la gente, miró cuidadosamente sus objetos de culto y hasta aprendió un poco de la poesía de ellos. Pablo siguió aprendiendo y este nuevo conocimiento le sirvió mucho cuando lo invitaron a que hablara a los sabios de Atenas. Algunos de estos líderes locales se burlaron cuando él les contó de la resurrección pero otros creyeron. ¿Lo hubieran oído si Pablo hubiera mantenido cerrada su mente, sin molestarse en seguir aprendiendo?[15] Cuando al final de su vida Pablo estuvo preso, le escribió a Timoteo para pedirle que le trajera sus libros y documentos para leer, el viejo apóstol seguía aprendiendo y deseos de crecer.[16]

Daniel se dio el tiempo para aprender la literatura y el idioma de los babilonios. José aprendió política, agricultura, administración del gobierno y relaciones interpersonales en Egipto. El libro de los Proverbios está lleno de sabiduría pensada, en parte, para ser agregada a nuestro propio depósito de conocimientos. Hasta Jesús, el hijo de Dios, pasó años creciendo en sabiduría y conocimientos.

La vida era más simple en las épocas bíblicas y tal vez haya sido más fácil mantenerse informado. En cambio en nuestra época de complejas sociedades, somos ahogados por oleadas de hechos y opiniones que constituyen lo que llamamos la era de la información. El periódico dominical es tan grande en algunas partes que no podemos leerlo entero aunque le dediquemos toda la semana a su lectura. Nos cuesta mucho mantenernos al día con los cambios y pocos somos los que siquiera intentamos hacerlo.

No obstante, la gente verdaderamente influyente sigue leyendo y permanece decidida a no dejarse deslizar a la flojera mental. Ninguno de los noventa encuestados, todos verdaderamente influyentes, nombró el carisma, la vestimenta para triunfar o la administración del tiempo cuando se les preguntó por las cualidades personales necesarias para manejar sus empresas. En cambio hablaron de persistencia, compromiso y disposición a arriesgarse. Por sobretodo, hablaron de aprender, lo cual abarca la necesidad de leer. Aprender es el combustible de alto octanaje que mantiene a estas personas en buen estado mental, abiertos a nuevas ideas, creativos y capaces de ser verdaderamente influyentes en sus mundos.[17]

Gordon MacDonald cuenta en uno de sus libros de las veces que ha conversado con pastores que se sienten ineficaces y que luchan contra los sentimientos de fracaso. Casi siempre estos pastores han dejado de leer. Cuando dejan de hacerlo dejan de crecer. A menudo también dejan de pensar, volviéndose dependientes de los pensamientos e ideas ajenas. En lugar de manejarse con ideas y temas nuevos, estos líderes cristianos marchitos limitan su pensar y estrechan sus prédicas a puntos irrelevantes, ideas simplistas, enfocándose en reglas y normas rígidas. Sus vidas, sus mentes y sus iglesias se vacían todas.

No tiene que ser un intelectual para ser verdaderamente influyente; ni tampoco tiene que ser un lector ávido, sin embargo quienes influyen favorablemente en otros están abiertos a nuevas ideas, dispuestos a cambiar y no tienen miedo de aprender. Muchos se dan cuenta que al ir en pos de la verdad desarrollan una actitud humilde, viven concretamente sus compromisos y actúan con integridad, de esta manera no caerán tan fácilmente en las redes del pecado que les evita ser verdaderamente influyentes.

Características destacadas del capítulo

• El pecado interfiere en el camino de quien desea ser influyente. Para ser efectivos debemos examinar cuidadosamente nuestra vida, admitir y confesar nuestros pecados y abandonar la conducta y las actitudes que pueden estorbar las actividades que influirán favorablemente en otros.

• En la medida que andemos en pos de la integridad, el compromiso, la humildad y la disposición para aprender, es menos probable que el pecado nos haga tropezar.

6
Camine en pos de metas claras

Hoshino Tamihiro estaba en la escuela de enseñanza primaria cuando vio, por primera vez en su vida, una exhibición de gimnasia. Sus jóvenes ojos nunca se habían deleitado en algo así y se acordaba de cada detalle: el cuerpo vestido en un traje atlético de color blanco puro que saltaba alto y daba vueltas en el aire, el cuerpo y las piernas balanceándose en el aire apoyados en las manos, las graciosas rotaciones en la barra horizontal. Hoshino se decidió en el acto que él iba a ser gimnasta.

Al día siguiente se probó a sí mismo, chapoteando en un barroso campo donde recién se había cosechado el arroz. No había barras paralelas ni colchonetas para ejercicios en la aldea de montaña donde vivía y nadie alentó al joven japonés mientras practicaba en los campos.

Cuando llegó a la escuela secundaria las cosas cambiaron pues se afilió de inmediato al club de gimnasia, y durante siete años practicó gimnasia hasta que se graduó de la Universidad Gumma. Cuando quedó disponible un cargo docente en una escuela secundaria de zona urbana lo aceptó, no porque deseara enseñar sino porque quería disponer de un lugar donde proseguir su amor por la gimnasia. El era bueno, la gente lo contemplaba admirada, tal como él mismo había estado contemplando tantos años atrás, mientras su cuerpo revestido de blanco giraba en al aire para aterrizar con toda gracia en la colchoneta.

Todo esto terminó bruscamente el día en que Hoshino Tomihiro se quebró el cuello.

Su cuerpo fláccido fue levantado con suavidad hasta la camilla y llevado al hospital. Los días que siguieron han sido para él como un borrón de confusión y dolor. Tenía fiebre alta continua, le costaba respirar, no podía orinar y no podía moverse desde el cuello para abajo. Más de una vez los médicos advirtieron a sus familiares cercanos que convocaran a los demás parientes para prepararse para la muerte inminente de Hoshino.

Sin embargo, Hoshino Tomihiro sobrevivió. Estuvo nueve años hospitalizado, sostenido en parte por una madre amante, un cuerpo médico compasivo y unos cuantos amigos fieles. Uno le trajo una Biblia, y luego de semanas de duda, el joven empezó a leer y, en su oportunidad, aceptó a Cristo.

Otro amigo le puso un lápiz en la boca un día y lo animó a rayar un sombrero de recuerdo, firmado por todos los de la guardia para ser enviado a otro paciente. El joven realizó un esfuerzo hercúleo para sujetar el lápiz con los dientes y hacer la raya. Nadie hubiera adivinado entonces que ese simple acto iba a empezar el largo y lento proceso de aprender a pintar flores con un pincel sostenido con los dientes. Llegó el momento de la exposición en Tokio y la aparición en librerías de libros ilustrados por el joven artista, uno de los cuales compré en Japón y me enteré de este hombre que ha tenido que invertir tantos años moviéndose paciente y persistentemente hacia la consecución de un objetivo. El vive fuera del hospital ahora, en una silla de ruedas especialmente diseñada para él, que maneja bien sosteniendo los controles con la boca. Alentado por su esposa, una dama cristiana que fue enfermera suya en un tiempo, el señor Tomihiro ha mostrado sus pinturas en treinta ciudades del Japón. Sus libros han inspirado a miles.[1]

Hoshino Tomihiro es verdaderamente influyente porque se atrevió a establecer metas y persistir hasta cumplirlas. El obedece la exhortación que encontramos en Hebreos 12:1: «Corramos con paciencia».

Principio número tres
Fíjese ciertas metas y aférrese a ellas

Un boletín de novedades reciente mostraba un dibujo esquemático de hombres y mujeres que caminaban rápidamente describiendo un enorme círculo. Cada uno seguía a la persona que tenía al frente. Uno de ellos le comentaba al otro: «ciertamente espero que la persona que va adelante de esta fila sepa a adonde vamos».

¿Alguna vez te sientes como si la vida fuera una marcha uniforme alrededor de un enorme círculo que va a parte ninguna? Los cristianos efectivos no caminan en círculos sino que van corriendo en una carrera que tiene meta clara y mantienen sus vidas diarias en contacto con Jesús.

No hace mucho iba yo en un avión, engolfado en mi libro, cuando leí esto: «Trata de ver al mundo en forma simultánea tal como es y cómo puede ser». Inmediatamente abrí la contraportada y dibujé una línea para formar dos columnas, una de las cuales titulé: «cómo es», y la otra: «cómo puede ser». Entonces empecé a anotar cosas.

A veces estos pequeños ejercicios ayudan mucho a soñar y planificar el futuro. Cuando hemos dedicado nuestras vidas a la guía de Dios y deseamos auténticamente que él nos guíe, podemos planificar creativamente y esperar que él guíe nuestros pasos.[2]

Lee Strobel era el editor de materias legales del periódico Chicago Tribune y un firme ateo cuando su esposa Leslie le habló de Cristo. Durante casi dos años el resistente editor se dedicó a investigar las proclamas del Evangelio, aplicando sus talentos de periodista y su preparación de abogado a este estudio deliberado y minucioso. Cuando se convenció que debía ser cristiano, Lee Strobel depositó su fe en Cristo y empezó a prosperar espiritualmente, ya que sabía lo que creía y por qué, debido a sus investigaciones.

Ya nuevo creyente, en los meses siguientes se cuestionó

si sería capaz alguna vez de presentar las buenas noticias de Jesucristo a otras personas, quizá a grandes grupos. Al cabo de un tiempo renunció a su trabajo en el periódico, aceptó una disminución de ingresos y el trabajo en la planta de personal de una iglesia; se le pidió que hablara a la gente y, ahora, sus mensajes son tan útiles para miles, hasta para mí. Lee Strobel es verdaderamente influyente.

Lee Strobel sugirió hace poco una fórmula triple, muy útil para encontrar el potencial de uno y desarrollarlo.[3] Primero, tenemos que establecernos ciertas metas; pregúntese qué lo entusiasma en realidad. Si el cielo fuera el límite, ¿qué le gustaría realmente concretar? ¿Son claras estas metas y concuerdan con la doctrina bíblica? Pida a Dios que le muestre cuáles son las metas que debe procurar cumplir. Cuando esté listo, hable de sus aspiraciones con otro cristiano maduro que lo retroalimente al respecto. Si sus metas lo capacitan para servir al prójimo y honrar a Cristo, probablemente está en el rumbo correcto. Si las metas sirven más para acrecentar su poder e inflar su ego, vuelva a pensarlas y replantarlas. Puede que lo sabio sea olvidarlas.

Segundo, piense una estrategia general para alcanzar esas metas; elija una o dos, pida a Dios que guíe su pensamiento y decida algunos pasos para llegar a estas metas. Recuerde que será verdaderamente influyente dando un paso pequeño por vez. Puede contar lo que está haciendo a unos pocos amigos que lo apoyen en oración; no tiene que hablar con todos.

Tercero, piense en sus dones, habilidades y en su personalidad. Es muy probable que Dios nos use en formas que enciendan nuestros intereses y que acentúen las habilidades que nos ha dado.

Al empezar en pequeño puede probar sus ideas, destrezas y habilidades. Dios nos pone a cargo de grandes cosas cuando hemos demostrado ser fieles en lo pequeño.[4]

Trate de ser realista en todo este proceso. Dios no pretende que todos cumplamos cometidos impresionantes. A veces hacemos grandes cosas para Dios aunque no sean ampliamente percibidas y aclamadas por el prójimo. A veces, las pequeñas cosas son verdaderamente influyentes.

Aférrese a sus metas. Si usted entiende algo de fútbol norteamericano, habrá entonces oído de los Osos de Chicago. Pero, ¿escuchó algo de los Osos de Moscú?

Hasta hace poco, el fútbol norteamericano era desconocido en lo que fue la Unión Soviética, sin embargo hubo alguien muy emprendedor que pensó preparar un equipo ruso para mandarlo a una gira de exhibición a los Estados Unidos de Norteamérica. Contrató a un ex entrenador de un equipo conocido para que preparara al nuevo equipo, pero hubo ciertas dificultades.

Unos de los defensas rusos nunca había tenido en sus manos una pelota de fútbol norteamericano y sólo faltaban siete meses para empezar la gira. Sus compañeros de equipo carecían por igual de experiencia en este deporte. Además, ninguno de los rusos sabía inglés por lo cual se requería intérpretes presentes durante el entrenamiento y en la cancha cuando empezó la gira.

El estadio de la ciudad norteamericana donde empezaron la gira estaba repleto de gente que venía a presenciar la actuación inicial del equipo ruso en la primer juego de la «Liga norteamericana-soviética de fútbol». La banda de músicos interpretó el himno de los Estados Unidos y el de Turquía; los músicos creyeron que tocaban el himno soviético. Alguien había confundido las partituras.

Desde que empezó el partido, el equipo norteamericano dominó el juego por completo, de modo que los partidarios locales, muy entusiasmados, empezaron a dar vivas cantando «¡Adelante Osos!». Cuando los locales metieron el primer gol, los visitantes siguieron jugando con todo su corazón y siguieron así, sin siquiera tomarse los descansos reglamentarios. Al día siguiente, los periódicos aplaudían a los soviéticos por su persistencia y determinación. Algunos periodistas fueron tan discretos que ni mencionaron el puntaje final –que había tenido puntos en un sólo lado: 61 a 0 para los locales.

Esos jóvenes jugadores demostraron su decisión en forma impresionante.[5] No me sorprendería que algunos de ellos hayan tenido la suficiente persistencia para seguir preparándose después de esa gira, hasta desarrollar las destrezas necesarias y aprender a jugar bien.

Esto mismo rige para la carrera de la vida. Aunque hay fracasos y retrasos, debemos correrla con persistencia. La palabra griega para persistencia indica, simultáneamente, una resistencia pasiva a pesar de lo que suceda, y una decisión activa de seguir y seguir. Los verdaderamente influyentes perseveran.

Modelos de hacedores de diferencias

El periodista inglés Malcolm Muggeridge llevó hace varios años a un equipo de televisión de la BBC a la India para filmar un documental sobre la madre Teresa. Muggeridge había vivido en Calcuta por lo cual estaba familiarizado con el calor, la suciedad y la miseria, pero no preparado para la dedicación, como sí lo apreció en la frágil monja yugoslava y sus compañeras, quienes persistían en la interminable tarea de trabajar con los pobres y enfermos terminales de los suburbios infectos de esa ciudad. Ellas demostraron poseer un «espíritu tan indomable, una fe tan obstinada y un amor tan abundante» que el periodista inglés se sintió abrumado.

Mientras el equipo de filmación seguía a la madre Teresa en sus quehaceres, Muggeridge se encontró que estaba cambiando. Primero sintió horror mezclado con lástima por lo que vio. Luego vino la compasión, seguida por algo que el endurecido periodista nunca había sentido antes: «Me di cuenta que esos hombres y mujeres, agonizantes piltrafas humanas, esos leprosos con muñones en vez de manos, esos niños no queridos no eran objeto de lástima ni repulsivos ni desolados sino, más bien, queridos y deliciosos, como si fueran amigos de hace mucho tiempo, hermanos y hermanas».[6]

La madre Teresa empezó su obra con un sueño y solamente unas pocas monedas en su bolsillo. Esperó dos años para tener el permiso que la liberaba de sus votos, de modo que pudo volver al mundo en pos de su meta de atender a los pobres. Nunca se le cruzó por la mente que ganaría un premio Nobel, y probablemente fue tan realista que se dio cuenta que sus esfuerzos no iban ni siquiera a mellar la masiva miseria de Calcuta, pero perseveró.

La perseverancia para alcanzar metas dignas complace a Dios, quien espera que perseveremos. El lo sabe y lo recompensa.[7] La perseverancia edifica al carácter, especialmente cuando perseveramos en medio de condiciones difíciles.[8] Los que son verdaderamente influyentes se establecen metas y perseveran para alcanzarlas.

El libro de Ester en el Antiguo Testamento es un drama que entusiasma por tratarse de un conflicto entre dos hombres. Mardoqueo era un judío sin importancia que escuchó a dos hombres que se asociaban en forma ilícita para asesinar al rey. Mardoqueo informó al rey de esto, por lo que los complotadores fueron arrestados y colgados, y el fiel informante volvió a su lugar en el mercado.

Amán, el otro del relato, era el amigo de parrandas del rey. Orgulloso y jactancioso este Amán esperaba que la gente le hiciera reverencias cuando pasaba por las calles. Cuando Mardoqueo se negó a inclinarse, Amán empezó a tramar cómo exterminar a Mardoqueo junto con toda la nación judía. Amán construyó una enorme horca para Mardoqueo y convenció al rey para que emitiera una orden de exterminio.

Tanto Amán como el rey Asuero ignoraban que la reina era judía y pariente de Mardoqueo. Mientras los judíos lloraban por las noticias, Mardoqueo se acercó a la reina Ester para decirle que sólo ella podía pedir por las vidas de su pueblo.

Esa era una sugerencia peligrosa, pues la corte persa tenía una ley que estipulaba que nadie podía hablar al rey a menos que fuera invitado a ello. Presentarse ante el rey sin ser llamado podía significar la muerte inmediata.

Bien sabido es lo que pasó. Ester se acercó al rey; la orden de exterminio fue derogada. Amán fue colgado en su propia horca y Mardoqueo elevado a un cargo importante.

Cuando releía hace poco este relato bíblico, me di cuenta que Ester y Mardoqueo tenían ciertas características que podrían explicar por qué fueron usados por Dios para ser verdaderamente influyentes. Primero, ambos tenían expectativas. Mardoqueo dijo: «Si callas absolutamente en este tiempo, respiro y liberación vendrá de alguna otra parte para los judíos».[9] Nunca se le ocurrió a Mardoqueo que Dios no iba a hacer algo para salvar a su pueblo y detener la orden del rey, aunque algunos murieran en el intento.

Segundo, estas personas tenían sentido de destino, creyendo que la mano de Dios estaba en sus vidas y les daba oportunidad para ser verdaderamente influyentes. La pregunta de Mardoqueo a la reina Ester es la cita más célebre de todo este libro: «¿Y quién sabe si para esta hora has llegado al reino?»

Tercero, en todo este drama se aprecia sumisión a Dios. Estas personas oraron y ayunaron por tres días antes de hacer algo. Querían la bendición y guía divinas para lanzar sus planes.

Por último, ellos mostraron disposición a correr el riesgo. La reina Ester sabía que su plan para acercarse al rey era peligroso, pero anunció su decisión a Mardoqueo: «Entraré a ver al rey, aunque no sea conforme a la ley; y si perezco, que perezca.

El drama de Ester y Mardoqueo parece extraño y fuera de lugar en el mundo contemporáneo en que vivimos.

¿Qué podemos aprender mirando tan lejos en la historia cuando vivimos en una era de alta tecnología e información que cambia velozmente?

Ciertamente, el mundo cambia constantemente pero tenemos que recordar que Dios no cambia, aunque a veces parece lejano y callado. No obstante, si es el verdadero Dios, todopoderoso, que lo sabe todo y está en todo lugar, entonces no se ha ido del universo dejándonos librados a nuestra merced. El que creó el mundo sigue sustentándolo y vigilando.[10] Nada creado está oculto de la vista de Dios.[11] El está consciente de nosotros a nivel personal e individual. El conoce nuestras necesidades, los detalles de nuestras vidas, hasta nuestros pensamientos y motivos ocultos.[12]

Vemos ejemplos de la obra de Dios por medio de las personas en toda la Biblia; muy a menudo ellos parecen ser los candidatos menos adecuados para ser los instrumentos que Dios escoge y, a veces, ellos mismos se asombraron. Pocos sabían de Mardoqueo y Ester cuando empezó la aventura de ellos. De igual forma en que El obró por medio de Mardoqueo y Ester, puede obrar hoy por medio de nosotros.[13] ¿Y quién sabe si usted está allí donde está, «para esta hora»?

¡Por favor, deténgase a pensar en esto!

Nadie queda librado a derivar inútilmente por la vida. Algunos podemos tener un concepto de sí mismo espantoso y una perspectiva tan pequeña de Dios que no vemos forma en que pueda usarnos. Quizás creemos que Dios intervino hace muchos años en la historia y en la vida de las personas, pero dudamos que siga interviniendo. A menudo no esperamos que Dios nos dirija, de modo que nos perdemos su guía.

Podemos aprender de Mardoqueo y Ester que miraron a su mundo y a sus vidas. Ellos intercambiaron ideas entre sí, consideraron las posibilidades, tomaron una decisión sobre qué hacer, se movieron cautelosos en esa dirección y estuvieron dispuestos a correr riesgos. Todo esto estuvo rodeado de oración y afirmado en un compromiso espiritual que no vacilaba. No sorprenda, pues, que sus acciones hayan sido verdaderamente influyentes.

Características destacadas del capítulo

• Los cristianos efectivos no se agarran su propia cola como los cachorros, sino que van corriendo una carrera con metas claras y con sus vidas diarias en contacto con Jesús.

• Para ser verdaderamente influyente, póngase algunas metas y aférrese a ellas, aunque no sea fácil.

• El libro de Ester del Antiguo Testamento nos muestra la manera en que podemos ser usados por Dios para cambiar las vidas de las personas.

7
Enfoque su vida en Cristo

Cuando un anciano de la familia real de la tribu sudafricana xhosa llegó a Norteamérica, se apoderó velozmente de la nación. Habló ante el Parlamento de Canadá y el Congreso de los Estados Unidos, desfiló por la ciudad de Nueva York en medio de una nube de papel picado y apareció en las primeras páginas de todos los periódicos.

¿Por qué Nelson Mandela fue elogiado como héroe, aunque su mensaje no siempre fuera popular y sus métodos serían criticados por la prensa y los pasillos de la casa de gobierno? Un congresal trató de responder diciendo que Mandela vino como una persona de principios, que sabe lo que defiende y que rehúsa desviarse del propósito de toda su vida. Durante veintisiete años estuvo preso, negándose a negociar sus normas, ni siquiera para salir de la cárcel. Al igual que Gandhi, Martin Luther King, Lech Walesa y Vaclav Havel, este anciano xhosa salió de su celda para subir como rey a las tribunas del mundo y proclamar su mensaje sin miedos, dudas ni compromisos. Claramente, Mandela es verdaderamente influyente; él ha hecho una diferencia.

Todos admiramos a gente como él aunque no estemos de acuerdo con su postura o convicciones políticas. Las encuestas realizadas para saber cuáles son las personas que más admira el mundo arrojan los nombres de Billy Graham, Juan Pablo II y la madre Teresa en forma consistente. Cada uno de ellos tiene convicciones firmes, sin estar dispuestos a transar. Ellos se yerguen y cuentan; no se avergüenzan de adoptar una postura, por impopular que sea, aunque estén rodeados por críticos y cínicos.

Jesús era así; también Pablo y los otros apóstoles, a quienes debemos imitar.

Sin embargo, son muchos los cristianos que mantienen ocultas sus convicciones. Proclamamos ser creyentes –indudablemente lo somos– pero no queremos parecer intolerantes o exageradamente religiosos. No queremos que alguien piense que somos fundamentalistas de criterio estrecho, que andamos golpeando la cabeza ajena con la Biblia, o que nuestra teología es liberal o ultraconservadora y, de ninguna manera asociados con los que siguen a ciertos evangelistas de la televisión. A veces, nos atareamos mucho por distanciarnos de los cristianos que no admiramos. En este proceso, nadie sabe a quién admiramos y dónde estamos. Puede que ni siquiera nos conozcamos a nosotros mismos.

Ningún corredor completa una maratón mirando alrededor y comparándose con los otros. El corredor triunfante tiene una meta, que es llegar a la línea final y no se deja distraer. Si otros corredores tropiezan o hacen algo tonto –especialmente cuando pasan cerca de la gente que los mira o de las cámaras de la televisión– el maratonista ganador sigue corriendo. Si la muchedumbre da vivas o trata de distraerlo, el corredor no cambia su ritmo. Todos pueden ver que el corredor de largas distancias va por un rumbo fijo, sin que importe lo que piensen los espectadores o hagan los otros competidores que corren.

Los cristianos verdaderamente influyentes son así; al correr la carrera de la vida, siempre recordamos que somos seguidores de Jesús, que tenemos «puestos los ojos en Jesús, el autor y consumador de la fe» (Hebreos 12:2).

Principio número cuatro
Fije sus ojos en Cristo

Esto suena muy lindo, pero ¿es alcanzable? Cuando vivimos en medio de la vida diaria, luchando por sobrevivir pero esperando ser influyentes con el transcurso del tiempo, ¿no es mucho más fácil fijar nuestros ojos en nuestras carreras, libretas de cheques o ansiedades? ¿Cómo podemos fijar nuestros ojos en Jesús? ¿Qué significa eso?

Quizá encontremos la respuesta en dos frases sencillas: Tenemos que conocerlo. Tenemos que obedecerlo.

Tenemos que conocerlo. Jerry Bridges trabajó más de veinticinco años en un ministerio cristiano de tiempo completo, tanto en los Estados Unidos como fuera de ese país. Durante ese tiempo conoció a muchos cristianos talentosos y capaces que se interesaban por servir a Dios y realizar cometidos por El, pero fue mucho más raro conocer cristianos santos interesados en conocer a Dios en realidad.[1]

He oído muchos sermones en mi vida referidos a lo que Dios puede hacer por mí y lo que yo puedo hacer por El. Los libros cristianos están llenos de soluciones rápidas y fáciles –y muy a menudo superficiales– para los problemas de la vida, pero se destaca poco la tarea gradual –y a veces difícil– de conocer mejor a Dios y llegar a ser más como Cristo.

Sin embargo, pareciera que Dios se interesa más por que lo conozcamos a El y a su hijo Jesús que por el activismo.[2] Enoc fue un predicador de la justicia en una época groseramente injusta, pero los breves relatos de su vida destacan que caminó con Dios y que lo complajo.[3] El profeta Jeremías escribió: «No se alabe el sabio en su sabiduría, ni en su valentía se alabe el valiente, ni el rico se alabe en sus riquezas. Mas alábese en esto el que se hubiere de alabar: en entenderme y conocerme, que yo soy Jehová, que hago misericordia, juicio y justicia en la tierra; porque estas cosas quiero, dice Jehová».[4]

Conocer a Dios puede sonar como algo disparatado, muy bueno para Enoc y Jeremías, pero absolutamente remoto de nosotros y para nada relacionado con ser verdaderamente influyente. Por supuesto que nadie puede conocer completamente a Dios; nuestras mentes son demasiado diminutas para eso. Pero cuando nos esforzamos por conocerlo mejor nos vamos dando cuenta en forma creciente cómo es El y nos inclinamos más a ser las personas influyentes que El quiere que seamos.

Conocer a Dios abarca:
- Leer la Biblia y pedir al Espíritu Santo que nos ayude a entenderla y aplicarla a nuestras vidas;
- Buscar sus características, tal como son reveladas en las Escrituras;
- Expresar alabanza y aprecio por cómo es Dios aun antes de agradecerle por lo que hace por nosotros;
- Estar dispuestos a hacer lo que El manda.

Si usted es una persona enérgica –como yo–, o si es alguien muy ocupado –como casi todos–, es difícil dar espacio al «conocer a Dios» en su horario diario. Entonces, ¿cómo podemos conocerlo?

Vacilo en escribir lo que debo poner porque puede que no sea lo mejor para usted. Yo sigo aprendiendo cómo conocer a Dios y no hay técnica ni fórmula perfectas. Aun así, el ejemplo de otra persona puede servir, especialmente si lo modifica para que encaje con su situación única, o con sus rasgos de personalidad.[5]

Yo anoto un encuentro con Dios para cada día. Me levanto temprano, me ducho, me visto y voy inmediatamente a un escritorio, donde dedico tiempo a Dios, tranquilo y solo, antes que comience a sonar el teléfono o me distraiga otra cosa.

Trato de no ser rígido; casi siempre empiezo pidiendo a Dios que me muestre cómo es El, que me enseñe qué necesito saber, que evite que mi mente divague. Para ayudarme, trato de mantenerme lejos de un escritorio tapado de cosas que pueden distraerme. Suelo leer un capítulo del

Antiguo Testamento y otro del Nuevo Testamento, completando esto con un salmo o algunos proverbios.

Llevo un diario de vida hace años, donde anoto mis reacciones a los sucesos de mi vida y del mundo; describo mis viajes, expreso mis frustraciones, grafico mis planes, anoto lo que he aprendido de la Biblia, de mis lecturas o sermones recientes. No trato de escribir diariamente y suelo dejar un rato aparte para escribir sin que toque mi tiempo a solas con Dios en la mañana.

Casi a diario escribo una oración corta y empiezo a pensar en algunas de las características de Dios. Lo anoto, le agradezco al Señor por eso y, a veces, busco en mi Biblia, especialmente en los Salmos, para encontrar otras. Recién entonces me dedico a escribir mi confesión de pecados, le agradezco a Dios por lo ha hecho y anoto algunas peticiones de oración o los nombres de las personas por quienes deseo orar. Naturalmente no escribo todo. A menudo dejo de lado la lapicera para orar sobre algo que me vino a la mente. El acto de escribir enfoca mi atención y me mantiene activo en algo concreto, evitando que mi mente divague.

En todo esto trato de no afanarme tanto que no tenga tiempo para oír lo que Dios quiere que oiga. Habitualmente esos pensamientos son activados mientras leo la Biblia o escribo mi oración.

Este retiro momentáneo me inicia el día y establece el tono de mis actividades. Si pierdo mi cita matutina trato de no alterarme por ello, pero me disciplino en forma tal que no pierda muchos días seguidos y casi nunca me permito apagar el despertador, quedarme en la cama y perder este tiempo con Dios. Hace mucho ya que aprendí que la batalla de la mañana se gana la noche anterior. Si me acuesto lo bastante temprano, me siento más inclinado a levantarme temprano a tiempo para encontrarme con Dios, antes de irme a trabajar.

La mayoría de nosotros está de acuerdo en que la oración es importante, pero nuestras vidas carentes de oración traicionan lo que realmente creemos. Parecería que nuestra práctica declara que el hacer cosas es más importante que conocer a Dios y encontrar tiempo para pasarlo con él.

A pocos kilómetros de casa hay una iglesia grande que llama la atención internacional. Cada año ofrece una serie de conferencias para pastores y otros líderes cristianos que quieren ser verdaderamente influyentes y ver que sus ministerios crecen. Los participantes viajan muchos kilómetros para asistir a esa conferencia. Llegan expectantes, entusiasmados, listos para recibir nuevas ideas. Algunos se sorprenden y se desilusionan un poco por el mensaje central: sin embargo el crecimiento verdadero no viene de los programas ni atracciones que se presenten. El éxito fluye de la profundidad espiritual de los líderes de la iglesia y de la congregación que conducen. Cuando el pastor y la congregación se dedican por sobretodo a adorar a Dios y conocerlo mejor, la iglesia empieza a ser verdaderamente influyente y la gente es más capaz de servir estratégicamente a Dios.[6]

Si quieres ser un cristiano verdaderamente influyente, lo más importante que puedes hacer para lograrlo es dedicarte a conocer a Dios.

Tenemos que obedecerle. La semana anterior a ser crucificado, Jesús dio largos paseos con sus discípulos.[7] El sabía lo que venía y quería dar las instrucciones finales a este grupito que se iba a encargar del proyecto una vez que El se hubiera ido.

Jesús dijo algo notable mientras enseñaba: «Fuera de mí nada podéis hacer».

Apenas habían salido las palabras de su boca cuando dijo a sus escuchas que debían hacer algo para «dar mucho fruto» y de esa forma, demostrar que eran sus discípulos.[8]

Dios quiere que seamos productivos para El, pero no podemos hacerlo por cuenta propia. Para ser cristianos auténtica y genuinamente influyentes debemos ser amantes y obedientes. Jesús repitió este mensaje a menudo. No tiene sentido llamarlo Señor y dejar de hacer lo que El dice. Fútil resulta escuchar sus palabras sin llevarlas a la práctica. No podemos proclamar que somos sus seguidores si rara vez demostramos amor, pues si lo amamos obedeceremos sus mandamientos.[9]

La persona que desea llegar a ser genuina y verdaderamente influyente complaciendo a Dios debe obedecer lo que enseñan las Escrituras, pues carece de la opción a desobedecer.

Cada uno de nosotros se presenta ante tres públicos en la vida: nos evaluamos continuamente a nosotros mismos; somos evaluados por terceros; y nuestras vidas son siempre vistas por Dios. Esos tres públicos son importantes para los verdaderamente influyentes, pero el más importante de todos es Dios. Ignóralo y limitas tu potencial para ser verdaderamente influyente en forma perdurable.

Características destacadas del capítulo

• Los que son verdaderamente influyentes en forma más efectiva fijan sus ojos en Jesús, dándose el tiempo y la molestia de conocerlo mejor. Están decididos a obedecer sus mandamientos.

• Cada uno de nosotros se presenta ante tres públicos: nosotros mismos, el prójimo y Dios. Si desea ser verdaderamente influyente en forma duradera, no olvides a tu **público más importante: Dios.**

8
Espere resistencias

Un autobús de turismo hace su recorrido cada media hora por un tranquilo barrio de una ciudad importante del sur norteamericano. Continuamente –y muy especialmente en verano– lleva grupos de curiosos pasajeros que quieren ver dos importantes atracciones del lugar que están una al lado de la otra: la opulenta mansión del gobernador del estado y la casa vecina donde vive, desde hace ya más de veinte años, una graciosa y refinada señora, Sara Cannon.

Sara creció en una pequeña comunidad del mismo estado y se unió a una compañía de espectáculos ambulante hace más de cincuenta años. Cuando el grupo llegó a un pueblo perdido entre las montañas al norte de otro estado, lejos de todo hotel y motel, Sara fue alojada en una pequeña cabina con una simpatiquísima señora que le enseñó interminables cuentos campesinos a su fascinada huésped.

Sara se fue pero imitando a su anfitriona; la gente del grupo ambulante se desternilló riendo. No tardó mucho Sara en llevar su acto al escenario. Efectuó representaciones que merecieron el entusiasmado aplauso de los críticos en el club de Leones de la localidad, en una reunión de banqueros, pero no le pagaron bastante; Sara no tenía trabajo fijo y no se había dado cuenta que el ambiente del espectáculo puede ser duro y rudo. A los veintisiete años pensó que se había acabado su carrera pero fue entonces que llegó su gran oportunidad. La invitaron a presentarse ante un famoso espectáculo de música campesina y le permitieron actuar tarde una noche de sábado. La dama fue un éxito rotundo.

Poco después de cumplir cincuenta, Sara empezó a sufrir una dolorosa artritis; años después desarrolló un cáncer y tuvo que someterse a una mastectomía doble. A pesar de estos contratiempos, ella siguió presentándose, alentada por su sólida fe cristiana y por el hombre que ha sido su esposo por más de cuarenta años.

Cuando se le pregunta cómo le gusta que la recuerden, la señora Cannon cita de memoria: «Pasaré por este mundo solamente una vez. Por lo tanto, si hay algo bueno que pueda hacer, debo hacerlo ahora, no diferirlo ni descartarlo, pues no volveré a pasar por aquí otra vez».

Luego agrega: «Si usted tuviera una enfermedad mortal, no la artritis sino el cáncer, querrá estar bien seguro que aprovecha al máximo la vida y que hace todo lo posible por el prójimo. Siento que he sido dejada aquí por una razón».

Sara Cannon sigue siendo verdaderamente influyente, ya bien avanzados sus setenta. Por más de medio siglo ha hecho reír a millones de personas, incluso muchos de los que pasan en el autobús de turismo. Conocen a Sara Cannon por su nombre de escena: La siempre grande Minnie Perla de Opry.[1]

Los «hacedores de diferencias» como Minnie Perla suelen encontrar resistencias. El escritor de Hebreos nos recuerda las dificultades que enfrentó Jesús: «Considerad a aquel que sufrió tal contradicción de pecadores contra sí mismo, para que vuestro ánimo no se canse hasta desmayar... Si soportáis la disciplina, Dios os trata como a hijos.»[2]

Principio número cinco
Espere resistencia

Conocí una vez a un hombre en el extranjero que describía a sus compatriotas como poseedores de una mentalidad de «cortadora de cesped». Explicaba este amigo: «No nos agrada mucho ver que alguien triunfa o se destaca; si alguien hace algo que lo destaca del resto, hacemos lo mismo que la cortadora de cesped con una brizna de pasto más alta que las otras: la nivela. Nosotros también nivelamos al que se supera, rebajándolo al mismo tamaño del resto».

Luego agregó otro comentario: «Nuestra mejor gente se frustra, por lo cual se va al extranjero a triunfar. Entonces, los criticamos porque han abandonado su patria».

Los ciudadanos de esa nación con mentalidad de «cortadora de cesped» han encarado oposición y críticas de sus propios compatriotas. Los libros de historia están llenos con nombres de los que son verdaderamente influyentes, quienes sufrieron e hicieron frente a la resistencia. Pero nadie enfrentó obstáculos, contradicciones, luchas, burlas, sufrimientos y derramamiento de sangre como Jesucristo, el mayor de todos los «hacedores de diferencias». Si tomamos en serio esto de ser verdaderamente influyentes, debemos esperar la resistencia.

Como seguidores de Cristo no solamente vamos corriendo una carrera a medida que pasamos por la vida, sino que corremos una carrera de obstáculos. Dios es la fuente de algunos de esos obstáculos pues el amante Padre Celestial corrige a sus hijos e hijas, igual que el amante padre terrenal. Eso no es en absoluto agradable, pues ninguna disciplina es grata aunque el sufrimiento y el dolor sea para nuestro beneficio; esto nos capacita para llegar a ser más santos y nos entrena para ser mejores corredores con mayor efectividad, a fin de ser verdaderamente influyentes.[3]

Los cristianos de los primeros tiempos, igual que los de hoy, en ciertos momentos perdieron su frescura y entusiasmo. En lugar de correr con todas sus fuerza, fueron débiles y trotaron con rodillas débiles. Algunos fueron perseguidos; muchos deben haberse sentido derrotados e incapacitados. Las palabras de Hebreos que los alentaron pueden darnos esperanza durante momentos difíciles hoy.

Un cuento antiguo con un mensaje moderno. Muchos años antes de que se escribiera la carta a los Hebreos, el rey

Artajerjes de Babilonia tuvo un copero llamado Nehemías, quien era extranjero. Su trabajo consistía en traer vino al rey. En aquellos días se esperaba que los sirvientes del rey pusieran una cara feliz cuando venían a la corte, pero Nehemías no pudo ocultar su tristeza, cosa que el rey percibió.

«¿Por qué luces tan triste?», le preguntó el rey a Nehemías, quien replicó contándole sobre el pueblo de Jerusalén que vivía en peligro, desgracia y problemas; sus vidas estaban llenas de sufrimiento y dificultades.

El rey Artajerjes liberó transitoriamente de sus deberes a Nehemías y le dio permiso para ir a Jerusalén a reconstruir la muralla de la ciudad.

En aquellos tiempos los viajeros iban a caballo, por lo que probablemente el viaje demoró de tres a cuatro meses. Cuando Nehemías llegó a Jerusalén, estaba cansado y triste al ver las ruinas en que yacía su ciudad natal.

Pero Nehemías era verdaderamente influyente. Había orado por esta misión y estaba listo para enfrentarse a los desafíos. El rey le había dado protección militar para el viaje, ayuda para comprar los elementos necesarios y una carta para el gobernador de la zona en que autorizaba el comienzo de la obra.

El empezó ferviente, y de igual modo también lo hizo la resistencia.

Primero vino el ridículo y la sugerencia de que Nehemías era culpable de rebelarse contra el rey. Nehemías respondió ignorando las bromas y expresando su confianza en Dios.

Y siguió la reconstrucción de la muralla.

Luego los críticos se complotaron para pelear contra los constructores de la muralla y trataron de incentivar los problemas. Nehemías respondió con oración. Enseguida su gente puso guardias.

Y siguió la reconstrucción de la muralla.

¿Sorprende acaso que el próximo obstáculo viniera del

puro cansancio? La fuerza de los trabajadores empezó a disminuir y se temió que la oposición venciera a los agotados trabajadores en ese momento en que su resistencia estaba disminuida. De modo que Nehemías les dirigió un discurso inspirador, recordando a su gente que tenía un Dios asombroso. Entonces, dividieron a los trabajadores en dos grupos. Uno seguía con el duro trabajo físico, mientras el otro montaba guardia, equipado con espadas, escudos y otras armas.

Y siguió la reconstrucción de la muralla.

El próximo obstáculo vino de adentro. Algunos de los constructores de la muralla estaban aprovechándose económicamente de sus colegas de trabajo. Por eso, muchos de los obreros no tenían dinero para alimentos o alojamientos. Había quejas, rabia, descorazonamiento y una sensación de injusticia de parte de la gente que debiera haber estado unida en el trabajo.

Nehemías se enojó cuando supo esto, pero, en lugar de reaccionar exageradamente, se tomó el tiempo para sopesar lo que debía hacer. Poco después convocó a todos a una reunión y exigió justicia financiera entre los obreros. Sus comentarios fueron especialmente poderosos porque Nehemías había podido mostrar que él mismo había sido justo y considerablemente generoso con sus empleados. Como resultado, la justicia quedó restaurada y se acabaron los negocios inmorales.

Y siguió la reconstrucción de la muralla.

Entonces los críticos trataron de atrapar a Nehemías distrayéndolo de la tarea y enredando su claro pensar, pero Nehemías resistió la carnada. Se mantuvo consciente de su misión rehusando ser disuadido de sus metas. Se dijo: «Estoy realizando un proyecto importante» y no hubo tiempo para distracciones. Nehemías mantuvo la perspectiva correcta de las cosas, aunque continuaba pidiendo sabiduría y guía a Dios.

Y siguió la reconstrucción de la muralla.

Finalmente hubo sagaces intentos por meter a Nehemías en situaciones comprometedoras, en las que hubiera sido culpable de transgredir las leyes de Dios. Esta siempre ha sido una de las tácticas más poderosas del diablo: tomar lo que es malo y hacerlo parecer como bueno, atrayendo a los creyentes a situaciones intimidantes. Nehemías respondió valerosamente con renovada determinación a ser obediente.[4]

Y se terminó la reconstrucción de la muralla.

Los verdaderamente influyentes no deben sorprenderse cuando llega la oposición. Podemos esperarla. Cuando llega, especialmente cuando la oposición es inesperada e inmerecida, podemos responder en una de cuatro maneras. Podemos hacerlo como la mayoría, con represalias y venganza. Podemos responder como los tesalonicenses, quienes se alarmaron porque pensaron que sus sufrimientos significaban que estaban fuera de la voluntad de Dios –aunque no era así.[5] Podemos reaccionar como los hebreos cristianos que consideraron abandonar su fe cuando la cosa estaba muy difícil.[6] O contestar como Jesús, quien encomendó a Dios el injusto trato recibido y devolvió amor por odio.[7]

Nosotros podemos, como Nehemías, manejar y superar la resistencia. Nehemías estaba rodeado por otros tan creyentes con él y, sin duda, se exhortaban unos a otros. El y sus colegas trabajaron mucho para cumplir su meta sin hesitaciones. Se mantuvieron alertas en lo tocante a la oposición y no se distrajeron por los obstáculos aparecidos en su senda. Recordaron que tenían un Dios poderoso que mandaba todo, y eso es lo más importante. Fueron dirigidos por un santo varón de oración.

A pesar de los obstáculos usted puede ser verdaderamente influyente cuando camina en estrecha comunión con Cristo, manteniendo sus ojos fijos en El para no cansarse, ni descorazonarse, ni rendirse.

Característica destacada del capítulo

• La gente que es verdaderamente influyente a menudo encontrará resistencias. Debe esperar dificultades y, a veces, críticas.

9
Establezca relaciones a largo plazo

Nunca conocí a Kenneth T. Wessner. El y yo somos miembros de la misma iglesia y lo he visto de lejos, pero como nuestra congregación es grande no es fácil ser presentado a otra persona. Su nombre apareció una vez en la sección «Negocios» del periódico, pero la mayoría de los que adoran a Dios junto con él ignora que este hombre es verdaderamente influyente en el mundo de la empresa.

Ken Wessner fue presidente del directorio de ServiceMaster hasta que se jubiló, empresa que empezó en 1947 como un pequeño negocio de limpieza de alfombras y mobiliario de casas y oficinas de los suburbios de Chicago; hoy gira en la franja de los dos mil quinientos millones de dólares al año. Esta compañía fue fundada por un bautista, un católico y un presbiteriano, quienes eligieron ese nombre para indicar el propósito definitivo de la empresa: servir al Maestro.

La clientela y la gama de servicios aumentaba a medida que la empresa crecía. ServiceMaster es actualmente mundial. En los Estados Unidos sirve a más de mil cuatrocientos establecimientos de salud, administrando sus operaciones de planta: manutención, equipos clínicos, aseo, lavandería y servicios de comidas. Más de seiscientos establecimientos educacionales de todo nivel contratan a ServiceMaster para administrar sus inspectores, cuidado de terrenos y operaciones de planta que abarcan la manutención y los servicios de comida. Estos mismos servicios son administrados en diversas plantas industriales. Los variados servicios de ServiceMaster son desempeñados, en conjunto, por unos diez mil administradores y más de doscientos mil trabajadores.

Pero aquí no termina la cosa. La empresa proporciona, además de los servicios de administración, servicios al consumidor que van desde más de cinco mil aseadores profesionales de casas y oficinas licenciados por ServiceMaster, las Doncellas Alegres, el cuidado de jardines Tru–Green, el American Home Shield y la Terminex que es la compañía más grande del mundo en lo que a control de la peste de termitas se refiere.

ServiceMaster es verdaderamente influyente como empresa debido, en parte, a su dedicación a las personas. Ken Wessner dice que la empresa tiene cuatro objetivos: «Honrar a Dios en todo lo que hacemos. Ayudar a que la gente se desarrolle. Ir en pos de la excelencia. Crecer con utilidades». La visión de la compañía ha sido establecida con igual precisión: «Ser un vehículo de mercado en expansión permanente, para que Dios lo use en las vidas de las personas que sirven y aportan a terceros».

Estas son más que palabras huecas enmarcadas en un cuadro, el que adorna alguna pared de la sala del directorio. Wessner dijo a un periodista: «Nuestros objetivos empresariales son parte nuestra. Nos importa mantener equilibrados nuestros cuatro objetivos, expresando la dignidad final de la persona en nuestra declaración de visión. Estas dos declaraciones escritas nos han ayudado a pensar qué clase de compañía queremos ser y qué clase de gente queremos ser».

William Pollard, el actual presidente del directorio se hace eco de ese sentimiento: «En realidad hacemos lo que sugiere el nombre, servir al Maestro. Esto es parte nuestra y del trabajo que hacemos. Nuestra empresa no puede crecer si la gente de nuestra compañía no es capaz de crecer en todo sentido. Somos una empresa de personas».[1]

Ken Wessner y sus colegas son verdaderamente influyentes. Ellos influyen en verdad porque se dedican a servir al Maestro con un trabajo de la mejor calidad y están comprometidos a exhortar y edificar a la gente.

Principio número seis
Construir relaciones

Ninguno será verdaderamente influyente para Dios si nos olvidamos de las personas y nos ponemos insensibles a sus necesidades. Cuando una de nuestras hijas era una adolescente volvió a casa, después de un ir al supermercado, cargada con una bolsa de mercaderías y su cuerpo temblando de rabia por la insensibilidad de algunos clientes del supermercado. Un viejito arrugado y menudo había estado retrasando la fila para pagar porque no podía encontrar suficiente dinero para pagar su magra compra.

Mi hija comentó: «Era viejito y estaba confundido, pero la gente egocéntrica e impaciente que formaba la fila en esa caja no podía esperar ni pocos minutos. Entonces se pusieron a comentar en forma cínica y crítica la manera en que este anciano les causaba un inconveniente al fin y al cabo tan insignificante».

Nos sentimos tristes por el viejito, y más aún por la gente de esa fila, que no se molestó en tener paciencia y bondad con un ser humano necesitado de comprensión y, quizá, de un poco de ayuda.

La bondad y sensibilidad genuinas respecto de la gente no constituyen modalidades de comportamiento que podamos planificar con antelación, efectuarlas ocasionalmente y, luego, olvidarlas. La sensibilidad sincera y auténtica proviene de Dios, fluye desde adentro e integra nuestro estilo de vida.

El escritor de Hebreos estaba preocupado por la sensibilidad y las relaciones. Luego de leer sobre los obstáculos y sufrimientos que los cristianos encararán a medida que corren la carrera de la vida, leemos que se nos dice: «Seguid la paz con todos».[2]

Entonces vemos tres sorprendentes indicios clave, aunque breves, referidos a la forma en que se puede seguir la paz con todos: ser santo, ser libre de amargura, ser puro.

Ser santo. ¿Es posible? ¿Es realista que gente como nosotros se esfuerce por la santidad? Supongamos que podemos progresar en esto de llegar a ser santos, ¿acaso no nos entorpecería y nos haría irrelevantes si no pudiéramos ser verdaderamente influyentes en las vidas de personas más terrenales?

Según Jerry Bridges, que escribió todo un libro para responder a Hebreos 12:14, «la santidad es un proceso, algo que nunca vamos a completar en esta vida». El mandamiento a ir en pos de la santidad sugiere que esta es una tarea de toda la vida, que requiere diligencia y esfuerzo consistentes. «Llevar una vida santa es vivir conforme a los principios morales de la Biblia y, en contraste, con las maneras pecadoras del mundo».[3]

¿Por qué debiera esto interesar a los que desean influir favorablemente en las vidas de oras personas? La Biblia señala que la santidad y la utilidad están ligadas. Cuando una persona falla en dar seria atención al proceso de llegar a ser más santo, no puede esperar ser un efectivo cristiano «hacedor de diferencias». Desarrollar la santidad personal debe ser una meta para todo creyente que quiere ser «instrumento para propósitos nobles... útil al Maestro y preparado para hacer toda buena obra».[4]

Entonces, ¿cómo es que la gente imperfecta como tú y yo llega a ser santa?

No hay respuestas sencillas, sino que para empezar debemos quererlo. Dios espera que nos empeñemos por ser santos en todo lo que hacemos.[5] Triste es decirlo pero este mensaje suele ser ignorado en nuestras iglesias. Más a menudo destacamos los beneficios de nuestra fe y proclamamos un evangelio del tipo: «¿Qué saco yo con esto?», mientras que ignoramos la importancia del santo vivir. Rara vez se nos dice que sin santidad no podremos acercarnos a Dios ni ver al Maestro.[6]

Para crecer en santidad debemos pedir a Dios que nos ayude a desear la santidad y decidir en forma consistente con su perfecta voluntad. Tenemos que disciplinarnos para pasar tiempo con Dios, orando y leyendo la Biblia. Mientras más lo conozcamos, más santos seremos. Mientras más santos somos, podremos ser más sensibles y verdaderamente influyentes para llegar a la vida del prójimo.

Ser libre de amargura. Hebreos 12:15 expresa la notable declaración que la amargura puede echar raíces en la vida, crecer, causar problemas y contaminar a muchos.

Hace varios años, cuando me preparaba para revisar un libro de consejería que había escrito,[7] la editorial mandó un cuestionario a varios cientos de consejeros, pastores incluidos. Les pedimos que nos dijeran cuáles eran los problemas más frecuentes en sus aconsejados, y, para nuestro asombro, la amargura estaba en un lugar bien alto.

La gente amargada siente una intensa animosidad; no quieren perdonar y su meta suele ser vengarse. Algunas personas amargadas dicen cosas, desparraman chismes o encuentras maneras de vengarse. Otras se quedan con la amargura por dentro y fantasean con vengarse. Cuando alguien piensa así, la persona que más sale herida es precisamente la misma amargada.

Teodoro Roosevelt dijo una vez: «Siempre da lo mejor de ti, nunca te descorazones, nunca seas mezquino. Recuerda siempre que otros pueden odiarte pero ellos no triunfan a menos que tú los odies y, entonces, te destruyes». De esa manera ha saboteado su habilidad para ser verdaderamente influyente, en forma positiva.

Todos hemos sido maltratados en algún momento y no es fácil olvidar ni perdonar. Duro resulta dejar que Dios haga justicia; es más fácil planear vengarnos, pero Dios espera que los cristianos vivan en paz con los demás, que eviten la venganza, que lo dejen encargarse de manejar las cuentas y hacer justicia, y esto es lo difícil: tratar a nuestros enemigos con bondad.[8] La persona que sigue estos principios no fallará en ser uno verdaderamente influyente.

Ser puro. Hace un tiempo estuve comiendo con una joven pareja, cuyo pastor, de fama nacional, había sido descubierto en un motel con una mujer que no era su esposa. Durante la comida, mis amigos hablaron del impacto, la rabia y la desesperación que había sobrevenido a la congregación.

El joven esposo me confidenció: «El era nuestro héroe espiritual. Escuchábamos cuidadosamente lo que decía, y pensar que durante todo ese tiempo él estaba con una mujer en un hotel. Lo que hizo ha demolido a mucha gente. Algunos se han vuelto despojos físicos y espirituales. debido a lo que él hizo». Hubo un momento en que ese pastor fue un poderoso y efectivo hombre, verdaderamente influyente por Cristo, pero ya nunca más.

Las Escrituras enseñan repetidamente que debemos evitar la inmoralidad sexual.[9] ¡Tal vez esto se menciona con tanta frecuencia, precisamente porque es ignorado con igual frecuencia!

Los que son verdaderamente influyentes honran a Cristo esforzándose por ser puros en sus pensamientos, sus conversaciones y sus acciones. Estas son personas que sienten la mayor libertad al ser verdaderamente influyentes. Debido a que sus vidas están libres de inmoralidad sexual no tienen que preocuparse porque alguien pueda descubrir una relación secreta, inmoral. Estas personas no andan llevando consigo una carga de culpa y pecado sin confesar. Son libres para ser honestos ante Dios. No hay en sus vidas cosas guardadas que puedan aparecer de sorpresa, repentinamente. No tienen nada que ocultar al prójimo. Son libres para ser personas efectivas y verdaderamente influyentes.

El apóstol Pablo escribió sobre esto en una de sus cartas a las iglesias de los primeros tiempos. Si pertenecemos a Jesucristo, si hacemos todo esfuerzo por ahogar nuestras pecadoras pasiones, si nos mantenemos a tono con la guía del Espíritu Santo, entonces nos inclinamos menos a ser altaneros, envidiosos e insensibles. Los creyentes consagrados muestran las evidencias del fruto del Espíritu: amor, gozo, paz, paciencia, benignidad, bondad, fe, mansedumbre y templanza; no puede haber mejor lista de atributos de los verdaderamente influyentes y sensibles que se esfuerzan por ser puros.[10]

Hay algunas personas que efectúan profundos cambios en nuestro mundo y siguen siendo insensibles, egocéntricos, despreocupados y en nada interesados por la pureza. Estas personas dejan sus marcas en las generaciones futuras, pero cuando el amor de Dios entra en sus vidas, cambian.

Antes del escándalo de Watergate, Charles Colson era conocido como «el hombre de los negocios sucios» del presidente Nixon. En aquellos días, antes de convertirse al cristianismo, Colson era íntimo del presidente, un rudo ex capitán de los infantes de marina, no precisamente famoso por su compasión y sensibilidad. El fue verdaderamente influyente, pero probablemente dañó muchas vidas con su insensibilidad y brusquedad.

Entonces Charles Colson vino a Cristo; estuvo un tiempo preso y vio, de primera mano, algo de la pena y la desesperación de sus compañeros presos. En su momento fundó una organización internacional, Prison Fellowship, que satisface necesidades espirituales, físicas y de otras clases a los presos y sus familias.

Después que su vida fue tocada por Dios el anterior hombre de los negocios sucios llegó a ser un hombre verdaderamente influyente, sensible y de genuina compasión. Las energías de Colson están ahora dedicadas a ayudar al prójimo. Sus libros han influido a millones de personas. Su vida está dedicada a amar a Dios y guiar al prójimo a que hagan lo mismo. El ha dejado de ser influyente pero insensible, cuyas palabras y acciones derribaban a las otras personas, a ser uno que es favorablemente influyente y sensible, que se interesa y atiende genuinamente a su prójimo.[11]

Edificar al prójimo. Preocuparse afectuosamente por el prójimo y edificar buenas relaciones suele abarcar el exhortar a crecer a la gente que nos rodea. W. Steven Brown es el presidente del grupo Fortune, una empresa del sur de los Estados Unidos que comercializa negocios y servicios de desarrollo profesional. Experto en administración y gerencia, escribió un libro sobre los errores fatales que cometen los gerentes y administradores. Estos errores van desde las fallas del desarrollo de las personas, fallas en el entrenamiento, intentos de manipular a las personas, hasta el meterse con la gente equivocada. Brown aduce que para ser verdaderamente influyente en los negocios, el gerente tiene que fijarse estándares. Luego debe procurar la idoneidad competente en las personas que trabajan para la organización; además tiene que haber una preocupación sensible por las personas.[12] Esta es la política de ServiceMaster; puede que sea la de una iglesia. Es una política que destaca a las personas y las ayuda a llegar a ser más sensibles, compasivas y preocupadas.

¿Algunas personas son innatamente más sensibles y preocupadas que otras? Probablemente, pero todos podemos aprender a ser más conscientes del prójimo y más sensibles. Cuando uno procura ser santo, resistir la amargura y mantenerse puro, es más capaz de servir al Maestro como uno verdaderamente influyente y sensible a las personas. En la medida en que acrecentemos nuestra sensibilidad, nos daremos cuenta de la importancia de mantener la perspectiva del largo plazo en nuestras relaciones y la vida.

Principio número siete
Sostenga la perspectiva a largo plazo

Todos sabemos que los hermanos no siempre se llevan bien, pero la rivalidad entre Jacob y Esaú empezó antes de que nacieran. La Biblia dice que luchaban uno contra otro cuando todavía estaban en el vientre materno y al parecer la cosa no mejoraba a medida que crecían. Sus intereses y personalidades eran completamente diferentes; tampoco ayudaba a mejorar la situación la tendencia de la madre de los gemelos a establecer favoritismos.

Hubo varias ocasiones en que el conflicto alcanzó proporciones desmesuradas que incidieron en la vida de ellos. Una vez Esaú se fue a cazar y volvió con mucho hambre a su casa. Entonces interpeló a su hermano menor diciéndole: «Rápido, déjame comer algo de ese guiso rojo». Jacob estuvo gustoso de darle la comida pero, primero, quiso que su hermano le diera los derechos de la primogenitura que eran del hijo varón que primero nacía. El hambriento Esaú accedió y entregó su herencia futura por un mero plato de comida.[13]

No tardó mucho Esaú en reconocer la necedad de su pensamiento a tan corto plazo, pero ya era muy tarde.

Siglos después de este suceso podemos menear, atónitos, nuestra cabeza ante la conducta de Esaú. Pero, ¿acaso no somos todos culpables de algo similar? Nos dejamos llevar por la excitación o alguna otra emoción y nos comportamos en forma tal que más tarde lamentamos. Quizá por eso mismo el escritor de Hebreos nos recuerda que «...Esaú, que por una sola comida vendió su primogenitura. Porque ya sabéis que aun después, deseando heredar la bendición, fue desechado...[14]

Esto ha sucedido con algunos de nuestros líderes espirituales y políticos, quienes han caído en relaciones sexuales de corto plazo, sin sopesar las consecuencias sino cuando era muy tarde. La gente se endeuda al largo plazo cuando compran con «el crédito fácil», sin pensar que las cuentas vendrán después. Los propietarios de automóviles y casas ignoran algunos de los problemas que les sobrevendrán cuando tengan que reparar esos bienes, cosa que es cara, de modo que las cuentas por arreglos son altas. Los expertos en negocios deploran las costumbres de muchas empresas que tan sólo se preocupan por la curva de pérdidas y ganancias del próximo trimestre, en detrimento de la calidad de sus productos o servicios. No disponen fondos para la investigación, no formulan planes para el futuro y, luego, presencian el derrumbe de su negocio. A veces nosotros pasamos por la dolorosa experiencia de observar cómo el prójimo se mete en problemas debido a que piensa en el corto plazo: los adolescentes que experimentan con las drogas; los que dejan de estudiar; la pareja incompatible que se casa pese a todo el consejo recibido de parte de quiénes pueden ver las consecuencias negativas a largo plazo.

Pensar anticipadamente. Los que son verdaderamente influyentes en forma efectiva en nada se parecen a Esaú, que vivió para gozar los placeres del presente y desechó lo que Dios había preparado para su futuro. Tampoco son como los soñadores que pasan construyendo castillos en el aire, sin realizar mucho porque sus mentes están tan enfocadas en el futuro que no logran darse cuenta de sus responsabilidades actuales. Los que son verdaderamente influyentes en forma efectiva ven las cosas en dos perspectivas: trabajan diligentemente en el presente y mantienen sus ojos en el futuro.

Hay unos cuantos innovadores de pensar anticipado que observan las tendencias actuales, a medida que nos acercamos al siglo veintiuno, para formular planes creativos para el futuro. Por ejemplo, John Naisbitt es un observador de tendencias, cuyo libros sobre las megatendencias son éxito de librería. El periodista especializado en negocios, Joe Cappo, acogió los noventas con un fascinante libro sobre las tendencias que podrían dar forma al curso de los negocios durante esta década y el comienzo del próximo siglo. El investigador George Barna ha descrito la manera en que el futuro cambiará el rostro de la iglesia. Otro escritor sugirió que las personas con visión de largo plazo deben desarrollar eso que él llama el Factor Gretzky. Wayne Gretzky, el mejor jugador de hockey de su generación, ha dicho que es importante saber donde está la pelota en cualquier momento dado y adónde se dirigirá.[15]

¿Por qué algunos jugadores de hockey parecen saber adonde va la pelota? ¿Por qué algunas personas son capaces de escribir libros sobre las tendencias del futuro? ¿Por qué hay solamente unos pocos establecedores de tendencias en cada campo de acción, y es como si tuvieran un dedo sobre el pulso de la dirección que asumirán sus negocios, profesiones o sociedades? ¿Será que algunas personas tienen un sentido especial respecto del futuro? ¿Son estas personas las que tienen habilidades extraordinarias para hacer como Gretzky, adivinando lo que viene y teniendo el valor de actuar conforme a ello? Cuando estas personas están en lo correcto respecto de sus predicciones, suelen cosechar enormes recompensas políticas y financieras; estos establecedores de tendencias llegan a ser, a menudo, significativa y verdaderamente influyentes.

Planificar para el futuro y pensar anticipadamente presupone mucho más quesentimientos subjetivos. Las personas que piensan por anticipado en forma realista se suelen mantener, casi siempre, muy bien informados. Los innovadores leen mucho de todo y saben sobre una amplia gama de hechos, tendencias, asuntos y corrientes de pensamiento actuales, tanto dentro como fuera de sus respectivos campos de acción y pericia.[16]

Estas personas son conocidos como visionarios, pero sus visiones del futuro se deben a que saben lo que pasa ahora. A veces aprenden porque viajan. Tienen una amplia gama de amigos. Aprenden de la adversidad. Leen los diarios y se mantienen al tanto de la cultura popular tratando de determinar qué tipo de programas de la televisión prefiere mirar, cuáles son las revistas que prefiere leer o cuáles son las películas que prefiere ver la gente.

La mayoría de nosotros quiere ser verdaderamente

influyente pero no tenemos el tiempo para reunir todo este tipo de información aunque sí podemos mantener abiertos los ojos y los oídos y decidir no dejar de aprender. De esta manera desarrollamos una perspectiva de largo plazo en lugar de retirarnos a un pensamiento estrecho, absorto en nosotros mismos y de corto plazo.

Las personas que piensan por anticipado también formulan planes. El comediante George Burns reservó un enorme teatro londinense cuando llegó a la mitad de su octava década de vida, para poder actuar el día que cumpliera cien años. Armand Hammar dijo, cuando cumplió los noventa, que limitaba sus planes de largo plazo a diez años más porque quería ver que se cumplieran. A comienzo de los noventa años de edad, Norman Vincent Peale seguía pensando en forma positiva y haciendo planes para el futuro. En cambio todos conocemos personas que despiertan cada mañana sin planes que pasen más allá del desayuno. Estas personas no tienen muchas probabilidades de ser efectiva y verdaderamente influyentes.

Conocer el futuro. Los que somos cristianos tenemos una perspectiva del futuro que es diferente de lo que piensa nuestro prójimo que no es cristiano. Creemos que Dios creó el universo, lo sostiene y lo mantiene, sabe lo que pasa aquí en la tierra y tiene un plan para el futuro. Jesús dijo a sus discípulos, antes de su muerte y de su resurrección, que iba a preparar un lugar para que los creyentes pasen ahí la eternidad y prometió volver y llevarnos a estar con él. El dejó muy en claro que nadie puede predecir el tiempo de su regreso.[17]

Hay parte de la Biblia que nos da un vistazo de los hechos que rodean el regreso de Cristo, describiendo lo que pasará al final de la historia. Buena parte de esta profecía está escrita en lenguaje figurativo, difícil de comprender. Debido a eso, los eruditos en Biblia que son idóneos en la materia, disienten sobre el significado de las profecías bíblicas. Desafortunadamente estos desacuerdos han llevado a encendidos debates que han terminado por dividir iglesias, arruinando amistades y dejando a la gente con una animosidad de por vida.

Para complicar el cuadro aun más, otros dicen haber recibido revelaciones divinas que van más allá de las Escrituras, con predicciones extras sobre el futuro. Hace pocos meses estuve en Corea, donde una señora me dio una larga carta que describía la visión que ella tuvo, pidiéndome que la ayudara a difundirla en los Estados Unidos. La gente que dice tener estas visiones suele atraer a sí bandas de devotos seguidores a los que exhortan a dejar sus trabajos, sus familias, renunciar a sus patrimonios debido a lo predicho por esas visiones. Cuando alguien predice hechos que no acontecen o cuando Cristo no regresa en la fecha establecida, el líder alega haber interpretado mal la visión y vuelve a probar.

Nada de esto es nuevo. La iglesia de Tesalónica, en el Nuevo Testamento, se alteró, se inquietó y, probablemente, se confundió debido a falsas profecías y malentendidos de la Palabra de Dios. Algunos creyentes dejaron sus trabajos y se fueron a esperar, ociosos, que volviera el Señor. Las dos cartas de Pablo a los tesalonicenses se esfuerzan por corregir ese pensar falso.

Los cristianos creemos que Cristo regresará pero no sabemos cuando y no podemos estar absolutamente seguros de los detalles precisos. Dios sostiene el futuro pero eso no es excusa para que en el presente estemos ociosos, trabajemos a tontas y a locas o pensemos en el corto plazo.

No sé hasta qué punto Aurelia Rau piensa por adelantado, pero de todos modos ella es verdaderamente influyente y ha hecho ricas inversiones en el futuro. La señorita Rau es una dama pequeña, callada y para nada pretenciosa. Ha ido a la misma iglesia por años y es de muy escasa notoriedad. Mis hijas la conocen y no la van a olvidar. Ellas tuvieron, cuando eran niñas, muchos profesores de escuela dominical muy dedicados, pero la señorita Rau era toda una clase por sí misma.

Ella se derramó en las vidas de las niñas de sus clases en el transcurso de los años, mostrándoles amor, apoyándolas con sus oraciones, enviándoles tarjetas y escribiéndoles mensajes de aliento aun después que se habían vuelto adultas.

De todos los verdaderamente influyentes que aparecen en este libro, quizá ninguno sea más bajo de estatura que Aurelia Rau, pero desde mi perspectiva, ninguno se yergue más alto. Grande será su recompensa en el futuro, allá en el cielo.

Características destacadas del capítulo

• Los cristianos verdaderamente influyentes procuran ser santos, libres de amargura, mantener la pureza y edificar al prójimo.

• Los verdaderamente influyentes quieren servir al Maestro. Los más efectivos son compasivos y sensibles al prójimo.

• Los que mejor y verdaderamente influyen se dedican a trabajar con diligencia en el presente, aunque son plenamente conscientes del futuro. Tienen la perspectiva inmediata a la vez que la del largo plazo.

10
Busque la forma de ayudar al prójimo

El aire estaba ya saturado de humedad en Trivandrum cuando llegué a las siete y media de la mañana. Al salir de la comodidad del aire acondicionado del avión me vi envuelto por una oleada de aire caliente como si entrara a un horno, lo que llenó de sudor mi frente en forma casi instantánea. Antes de llegar al hall central de la terminal aérea me corría la transpiración por la espalda, mojando mi camisa que se pegó a mi piel.

La India es muy calurosa pero fascinante: todo un caleidoscopio de brillantes colores, remolinos de polvo, belleza majestuosa, pobreza increíble, carretas cargadas de madera que tiran bueyes, fértiles arrozales, vacas que deambulan, gente que hormiguea al igual que las moscas, supersticiones religiosas, adivinos que dicen la suerte, mendigos patéticos. Ningún otro lugar me cautiva más que la India y esta visita a la calurosa y húmeda ciudad de Trivandrum, en el extremo sur del subcontinente indio, fue la última parada de un viaje por varias partes de ese país.

Mis anfitriones indios habían acordado ir a buscarme al aeropuerto, pero como nadie me esperaba supuse que se habían demorado, quizá por el tránsito automotor. Puse mi equipaje en un banco del aeropuerto, escudado del sol y me senté a esperar.

Pasó una hora.

Luego, dos horas más se fueron, y tres también.

No había aire acondicionado en la sala de espera y los ventiladores que colgaban del techo, daban menos alivio a medida que subía la temperatura. Salí en busca de una brisa que pero el aire ni se movía. El sol del mediodía asaba tanto el pavimento como a cualquier ser vivo que se aventurara a salir de la sombra.

Si me hubiera quedado esperando en alguna ciudad occidental yo hubiera sabido qué hacer, pues una simple llamada telefónica, efectuada desde una cabina con aire acondicionado, hubiera traído la ayuda que necesitaba, y pronto hubiera estado en camino.

Pero aquí en Trivandrum no sabía a quién llamar ni tampoco tenía forma de contactarme con alguien, de modo que todo lo que podía hacer era esperar, y esperé.

Me pasé todo el día allí y tuve que conseguir alojamiento en un hotel después que el aeropuerto cerró. Mis anfitriones indios habían recibido mala información sobre la hora de mi llegada y se sintieron muy mal cuando supieron que estuve sentado en esa hirviente terminal durante más de once horas.

Creo que todavía estaría allí si no hubiera sido por el señor Ninan, que me vio ese día; después de todo, yo era el único extranjero en ese pequeño aeropuerto. Ninan se preguntaba, igual que los otros empleados de la línea aérea, por qué estaba esperando. Cuando supo que venía para una conferencia de pastores, se alumbraron sus ojos.

Me dijo con todo entusiasmo: «Yo no soy indú, soy cristiano como usted, y encontraré a quien tenía que venir a buscarlo».

De hecho, ¡lo hizo!

Después de la conferencia, pasé de nuevo por el aeropuerto de Trivandrum, listo para irme en un vuelo a Bombay, y de ahí a casa. Luego de buscar al señor Ninan en el terminal, lo divisé parado al final de las escaleras que llevaban al avión. Volví a agradecerle por su amabilidad con este extranjero perdido mientras los otros pasajeros subían y se acomodaban en sus asientos.

El me dijo: «No me agradezca por ser amable, es mi deber».

Incluso ahora, años después del incidente, me maravilla la bondadosa actitud de ese hombre. Cuando llegué a casa le escribí una nota de agradecimiento y le mandé un pequeño recuerdo, pero perdimos contacto desde entonces. Es probable que se haya olvidado de mí, pero yo nunca lo olvidaré: en un momento en que necesité ayuda, el señor Ninan influyó favorablemente.

El lo veía como deber suyo.

Si queremos cambiar las vidas del prójimo, debemos también estar alertas a las maneras en que podemos atenderlos. El capítulo 13 de Hebreos alude a tres formas en que podemos hacerlo.

Principio número ocho
Sea una ayuda para la gente

¿Ha oído hablar de GEJIBET?

Hace cierto tiempo hubo alguien que señaló que a los consejeros nos gusta trabajar con GEJIBET: *G*Ente-*J*oven-*I*nteligente-*B*ien parecida-*E*locuente-que *T*riunfa, es decir: las personas más agradables para conocer –también son los que menos vienen en busca de consejería.

Muy a menudo los consejeros trabajamos con personas que se hallan en dificultades, que no lucen exactamente bien y que no son capaces de expresar sus problemas con palabras. Los consejeros que recién comienzan pueden soñar que rescatan personas necesitadas como si fueran caballeros con brillante armadura, pero muy rápidamente les va quedando en claro que la consejería es un trabajo mental duro que puede ser física y emocionalmente extenuante. No se sorprenda, pues, que muchos profesionales se consuman a los pocos años y cambien de oficio, como uno de mis amigos que cerró su consultorio de consejería y se fue a una comunidad de turismo donde abrió una tienda que vende vinos y quesos.

De todos modos sigue habiendo gente que necesita ayuda: deprimidos, ansiosos, confusos, desesperanzados, los que tienen problemas en sus matrimonios o con sus hijos, drogadictos, personas que luchan con sus profesiones, las víctimas de malos tratos, los que abusan sexualmente de niños y todo un ejército surtido de otros más. La mayoría de nosotros admitirá que necesita, ocasionalmente, ayuda, si somos honestos. Debemos tomar muy en serio la instrucción bíblica de llevar las cargas unos de otros.[1]

El escritor de Hebreos da instrucciones aún más específicas: «Permanezca el amor fraternal... Acordaos de los presos, como si estuviereis presos juntamente con ellos; y de los maltratados, como que también vosotros mismos estáis en el cuerpo».[2]

Los libros de consejería casi siempre mencionan la *empatía*, palabra de origen alemán que significa sentir con el otro. Puede que nunca hayas estado en prisión pero puedes tratar de imaginarte cómo será esa experiencia. Puede que nunca lo hayan golpeado físicamente, ni violado o sometido a otra clase de maltrato sexual, ni lo hayan estafado o robado, sin embargo usted puede tratar de comprender cómo se sentiría si hubiera sido rudamente maltratado o victimado. Cuando tratamos de «sentir con» la gente que está herida y dolorida, estamos mostrando empatía. Tratamos de entender el sufrimiento de otra persona. La gente maltratada suele necesitar más desesperadamente que la comprendan y compadezcan.

Me fastidiaba mucho tener que ir a prestar servicios, junto con el grupo de jóvenes, en la misión de rescate del lugar donde estaba mi iglesia, cuando iba a la escuela secundaria. La sala estaba llena de hombres sucios sin afeitar, vestidos con ropas gastadas y muy grandes para sus tallas. A veces olían a orina y alcohol. La mayoría no se interesaba por nuestro servicio evangelizador, que habíamos planeado con tanto esmero. A menudo dormitaban hasta que terminábamos y luego corrían a reclamar su comida gratis. Mi joven mente no pensaba de esos maltratados «como si yo mismo estuviera sufriendo». Según mi criterio juvenil estos eran ebrios sacados de las alcantarillas. Les dirigía la palabra a muy pocos pero sin mostrarles empatía; poco me empeñaba por saber de sus vidas. Al mirar en retrospectiva debo confesar que no me enorgullezco de mi conducta con esos hombres.

En el transcurso de los años he empezado, en manera limitada, a vislumbrar la frustración, los miedos, la futilidad de las personas que no tienen donde vivir. He empezado a sentir lo que significa ser adicto a drogas y al alcohol, sin amigos, ni comida y sin dinero. He llegado a apreciar a las personas que se dedican a trabajar en las misiones de rescate, recibiendo baja remuneración y dando muchas horas. A menudo tienen un trabajo que nadie agradece. Puede que dediquen meses para rehabilitar a alguien que, inesperadamente, vuelve a caer en un siniestro estilo de vida a la deriva.

Pocas semanas antes de empezar a escribir este libro me invitaron a hablar en el banquete anual de la *Unión de ministerios evangélicos* de Portland, Oregon. Acepté porque un amigo me invitó, no porque tuviera ganas de volver a una misión de rescate. Mi discurso, en un cómodo hotel de los suburbios –no en una cocina que distribuye comida para estos pobres– fue cálidamente acogido, pero yo fui quien se fue muy cambiado de allí.

Durante dos días recorrí las instalaciones de la misión, hablé con los hombres y las mujeres que recibían ayuda allí, me reuní con el personal y almorcé con algunos miembros del directorio. Descubrí que esta obra en el centro de la ciudad hace mucho más que dar abrigo, comida y ropa a los que no tienen casa. La gente de Portland, igual que las misiones similares que hay en todo el mundo, aconseja a madres solteras, mantiene un centro de cuidado diurno de niños a muy bajo costo para padres que tienen trabajo, visitan ancianos de bajos ingresos que tienen problemas para desplazarse. Operan un centro de evangelización para marineros extranjeros que tripulan barcos que pasan, manejan clubes de la Biblia en el centro de la urbe, ofrecen un programa cristiano de recuperación para drogadictos y financian gran parte de sus obras mediante los ingresos de tres tiendas que venden cosas usadas en buen estado que reciben como donaciones.

La más sorprendente de todas estas actividades es la iglesia Laurelwood que fue, durante mucho tiempo, una respetada iglesia presbiteriana con magníficos vitrales en sus ventanas, maderas hermosamente labradas y un impresionante órgano de tubos. La congregación no estaba conforme allí porque el estacionamiento era inexistente. Así fue que la misión obtuvo esta iglesia sin estacionamiento y halló una congregación que no tenía automóviles. Se dirigieron a la gente sin casa de Portland, ofreciéndoles traerlos a una iglesia especial para ellos.

Inicialmente la asistencia fue escasa, pero el pastor y sus colaboradores no desistieron, resistiendo el impulso de «ofrecer un servicio así no más, para la gente de la calle». Ellos decidieron en cambio proporcionar la mejor música y prédica posibles. Ahora vienen cada domingo a esta iglesia entre doscientas y trescientas personas. Hay escuela dominical para los niños, un programa aparte para los que hablan español, un coro compuesto por hombres que han sido rescatados de una vida sin esperanzas, aunque todavía muchos siguen viviendo en las calles.

Todo está dirigido por Don Michel, un joven afectuoso, brillante y preocupado por la gente que ayuda. Hace pocos años él también estaba en las calles, cuando era un adolescente drogadicto y alguien «me ayudó, se interesó por mí... me dijo que Dios me amaba y que tenía un plan mejor para mi vida. Eso era lo siempre había estado buscando, ¡alguien que se interesara, alguien que se preocupara por mí!».

Don Michel y los miembros de su equipo de la Unión

de ministerios evangélicos son verdaderamente influyentes, en gran parte debido a que aprendieron cómo ayudar a la gente.

Cómo ayudar a la gente. ¿Cómo podemos ayudar realmente al prójimo? Se han escrito libros enteros sobre el tema pero el núcleo de la ayuda efectiva está compuesto de unos pocos principios básicos.

Primero, aprender a mostrar empatía. Trate de imaginar cómo se sienten las otras personas. Si logra aprender a ver las cosas desde el punto de vista de la otra persona, entenderá mejor y será más útil.

Segundo, escuche. A menudo nos precipitamos a dar consejos sin hacer el esfuerzo de escuchar con esmero o entender la situación. Unas cuantas preguntas del tipo «¿Qué pasó después?» o expresiones como «Cuénteme más» dan ánimo a la persona para seguir hablando. Usted puede ser verdaderamente influyente en la vida del prójimo si escucha con atención y paciencia, sin condenar ni apurarse en aconsejar.

Tercero, adelante algunas sugerencias de manera tentativa, dando a la persona una oportunidad de responder, sin tratar de presionar o abrumar.

Cuarto, anime sin ser irreal. Si alguien tiene una enfermedad terminal y lo sabe, no le prometa que Dios lo sanará y que los problemas se habrán desvanecido a la mañana siguiente. Dios puede sanar, ¡¿qué duda cabe?! Pero también es posible que no lo haga. Dé ánimo sin prometer lo que a ciencia cierta puede no concretarse.

Quinto, busque oportunidades para hablar de Cristo. No fuerce el tema o puede arruinar la relación y desperdiciar una buena oportunidad para presentar al Salvador. Reconozca que Dios nos ayuda a determinar tanto el cuándo y el cómo traer a colación los asuntos espirituales. A menudo las personas necesitan saber cómo es, realmente, Dios. Algunos tienen que confesar pecados o precisan escuchar sobre el amor y la compasión de Dios.

Sexto, reconozca que la conversación es solamente una forma de ayudar. La asistencia tangible como comida, ropas, cuidar niños, pueden hablar mucho sobre el amor de Cristo. Cuando Prison Fellowship descubrió cuánto se preocupaban los presos por sus familias «que estaban afuera», empezaron programas para satisfacer estas necesidades. El árbol del ángel, por ejemplo, es un ministerio que se dedica a juntar cosas como juguetes, regalos y pavos para distribuir a las casas de los reos cuyas familias podrían, de otra manera, tener una triste Navidad.

Hay ministerios a los presos en muchas comunidades al igual que misiones de rescate, lugares de refugio para las mujeres golpeadas o los niños violados o maltratados sexualmente de otras formas, hogares intermedio entre la calle y el hospital siquiátrico para pacientes mentales dados de alta, refugios para los sin casa, casas para los retardados mentales, centros de cuidado diurno de niños y ancianos. La mayoría de estos lugares carecen del suficiente personal y acogen gustosos a los voluntarios. Si quiere ser verdaderamente influyente y no sabe por donde empezar, pruebe en alguna de esas instituciones.

Un ejemplo insólito. Uno de mis escritores preferidos es un sacerdote holandés, Henri Nouwen, que ha sido profesor en Harvard y Yale, habiendo servido durante diecinueve años en la cátedra de la Universidad de Nuestra Señora. Sus libros sobre espiritualidad han impactado por igual a católicos y protestantes. Cuando yo era profesor del seminario urgía a todos mis estudiantes a leer por lo menos uno de los libros de Nouwen.

Sin embargo, pese a enseñar y escribir sus libros, Nouwen sentía que sus ambiciones espirituales personales eran diferentes de lo que Dios quería para su vida. A menudo, oraba: «Señor, muéstrame dónde quieres que vaya y te seguiré», pero resistía «gritando y pataleando» cuando empezaba a sentir adónde lo dirigía Dios. La nueva dirección parecía claramente opuesta a todo aquello para lo cual Nouwen estaba preparado y calificado.

Henri Nouwen, que fuera profesor universitario, conferencista, encargado de tantas aperturas de año académico, trabaja ahora en una comunidad para personas discapacitadas cerca a Toronto, Canadá. Vive en una casa cuyos residentes van desde un hombre de veinticinco años, de nombre Adán, que no habla, rara vez sonríe y no deja que los demás sepan si le gusta lo que come, si quiere algo o si algo le duele. La gente no sabe si Adán los reconoce. Todas sus necesidades básicas como vestirse y desvestirse, caminar, comer, ir al baño, tienen que ser manejadas por otra persona que, a menudo, es Henri Nouwen.

El ex profesor sigue escribiendo y, ocasionalmente, da conferencias, pero está convencido que Dios lo quiere en la comunidad donde vive gente como Adán.[3]

Henri Nouwen ayuda a las personas y es verdaderamente influyente.

Principio número nueve
Sea hospitalario

Poco después de casarnos, mi esposa y yo nos fuimos de Oregon a Minnesota, donde yo había aceptado una cátedra en una pequeña universidad más orientada a las letras y artes. Arrendamos un departamento y guardamos los regalos de boda, casi no teníamos muebles y muy poco dinero.

Encontramos algunas cosas en ventas caseras y pudimos llevarlas en nuestro pequeño automóvil alemán, pero aun así nuestro primer hogar se veía bastante vacío. Nuestra vida estaba repleta de actividades aunque no conocíamos mucha gente fuera de algunos colegas de la universidad.

Uno de ellos era el cronista oficial. El y su esposa destilaban calidez y entraron suavemente en nuestra vida con amistad, amor, ánimo y la genuina hospitalidad del medioeste norteamericano. Nosotros comíamos en la casa de ellos y nos prestaron algunos muebles hasta que pudiéramos comprar los nuestros. Cuando mi esposa, que es enfermera, tuvo que trabajar en nuestra primera Navidad, ellos, Paul y Faith Finlay, demoraron sus plantes para la tradicional comida para que nosotros alcanzáramos a llegar, después del trabajo, a una celebración cristiana de Navidad que aún recordamos. Ellos vivían en una casa modesta, pero que siempre parecía abierta a los estudiantes, a las visitas y a los recién llegados a la universidad como nosotros.

Paul y Faith Finlay son verdaderamente influyentes.

Ayuda saber cómo eran las posadas en el mundo antiguo. En nuestra época hasta las comunidades más chicas tienen confortables moteles con piscinas, saunas, restaurantes elegantes y tarifas de fin de semana bastante razonables. Esas posadas de antaño eran, en su mayoría, sucias, increíblemente caras, a menudo peligrosas y de mala reputación. Administrar un burdel y tener una posada era casi lo mismo.[4]

La gente del mundo antiguo solía ofrecer sus casas para hospedar a los viajeros, evitándoles así tener que estar en las posadas. Esto era sumamente importante para los primeros cristianos que solían ser tratados hostilmente en el mundo pagano donde vivían. Los altos precios y la baja atmósfera moral disuadían a los creyentes de pernoctar en las posadas públicas.

De esta manera, los creyentes que viajaban se quedaban con otros hermanos que los recibían, aunque no se conocieran unos a otros. El autor del libro de los Hebreos, luego de escribir sobre el pasado, presente y futuro de los creyentes,[5] les recuerda: «No os olvidéis de la hospitalidad, porque por ella algunos, sin saberlo, hospedaron ángeles».[6]

Ciertamente el escritor estaba pensando en aquellos tiempos del Antiguo Testamento en que los visitantes llegaban sin ser conocidos, eran recibidos y, más adelante, los anfitriones se enteraban que eran ángeles.[7] Los ángeles se aparecían en los tiempos bíblicos en forma humana con bastante frecuencia, aunque normalmente son invisibles para el ojo humano. A veces los antiguos reconocieron que sus visitantes eran ángeles pero, tal vez, hubo otras ocasiones en que vinieron ángeles sin que su verdadera identidad fuese revelada.

Billy Graham escribió un libro sobre los ángeles, donde muestra que estos seres celestiales continúan sirviendo en calidad de «agentes secretos de Dios». Hebreos 13:2 presupone que los ángeles pueden seguir viniendo como visitas. Parecen humanos pero son realmente ángeles, y nosotros ni siquiera nos enteramos.

Hoy los extranjeros suelen hospedarse en hoteles y nuestras visitas son personas que conocemos: amigos, parientes, vecinos, estudiantes, colegas del trabajo, miembros de iglesias. Cuando abrimos nuestro hogar a estas personas y los acogemos bien, sin embargo, obedecemos un mandamiento básico del Nuevo Testamento que es mostrar y practicar la hospitalidad sin rezongar.[8]

Puede ser difícil mostrarse hospitalario pues no siempre resulta fácil tener huéspedes en casa, especialmente si se quedan por mucho tiempo o si son exigentes, desconsiderados y proclives a criticar. Tenemos algunos amigos que una vez hospedaron a una vecina que se ocultaba de su esposo. El la había golpeado hasta que los ojos de ella se hincharon y su cara quedó llena de hematomas. Esos actos de hospitalidad puede alterar nuestros programas, costar dinero y conducir a problemas indeseados como alfombras manchadas, posesiones valiosas rotas, etc. Pero las personas que superan esos inconvenientes prefiriendo mostrar hospitalidad, son verdaderamente influyentes.

No tengo que mirar muy lejos para ver eso pues mi

esposa, Julie, es un bello ejemplo de persona «hacedora de diferencias» en muchas vidas por haberse mostrado hospitalaria. En el transcurso de los años ella no ha olvidado recibir extraños, y quizá sin saberlo haya recibido ángeles.

Claramente sus acciones ilustran otro importante principio para ser verdaderamente influyentes.

Principio número diez
Sea un constructor de matrimonios

Casi todos saben que pasó con David y Betsabé, pero ¿quién sabe que pasó con David y Mical?

Mical era la hija del rey Saúl que se enamoró de David. Cuando el rey supo esto se sintió muy complacido. David se había vuelto una amenaza para Saúl y este rey razonó que su propia hija podía atrapar a ese marido y preparar su muerte. Pero cuando los soldados vinieron a matarlo, Mical ayudó a que David escapara.

Esto podría haber sido el comienzo de un bella historia de amor, pero no fue así. Después que David fue coronado rey, se puso a bailar al frente de una gran procesión que llevaba el arca del Señor a Jerusalén. Mical observó eso desde una ventana y «vio al rey David que saltaba y danzaba delante de Jehová; y le menospreció en su corazón».

Después, expresó sus sentimientos por el rey, con comentarios cargados de sarcasmo. Su amor se había ido y también el matrimonio. Nunca más se supo de Mical.[9]

Al igual que algunos matrimonios bíblicos, muchos matrimonios de hoy no son felices. Las estadísticas actuales nos hablan de elevadas tasas de divorcios, difundido maltrato conyugal e infantil, tasas astronómicamente altas de nacimientos ilegítimos y la difusión de la pornografía con sus adversos efectos en las personas y familias. Muchos son los jóvenes que nunca han visto un matrimonio razonablemente bueno. Los libros, las películas y los programas de televisión suelen tratar conflictos, infidelidad, relaciones rotas, apasionados romances extraconyugales, etc. El escritor de Hebreos parece extrañamente fuera de lugar al decir que «honroso sea en todos el matrimonio, y el lecho sin mancilla; pero a los fornicarios y a los adúlteros los juzgará Dios.[10]

Cuando esas palabras fueron escritas la sociedad era aún más adúltera y corrupta que la nuestra, pero los cristianos eran notablemente únicos. Galeno, el médico griego, se sorprendió tanto que escribió que los creyentes «se refrenan de cohabitar todas sus vidas» agregando que los cristianos eran «individuos que se controlan y gobiernan y que han alcanzado una altura no inferior a la de los reales filósofos en lo tocante a su búsqueda de la virtud». Cuando Plinio, que era el gobernador de Bitinia –ubicada en lo que hoy es Turquía–, fue enviado a espiar a los cristianos, el gobierno buscaba razones para acusar a la joven Iglesia, pero en su informe al emperador, Plinio comenta que los cristianos «estaban unidos por un voto... para evitar el robo, el hurto o el adulterio, que nunca dejan de cumplir su palabra empeñada, o de repudiar un depósito cuando son llamados a volver a financiarlo». Los creyentes de la iglesia de los primeros tiempos vivieron con un estándar tal de pureza que aun sus críticos y enemigos no podían hallarles defectos.[11]

Hay gente como esa en esta época actual, gente que tiene buenos matrimonios, caracterizados por fidelidad, respeto, compasión, compañerismo y amor genuino. Esos matrimonios son, sin embargo, escasos. Muchos encontramos que nuestros matrimonios se están volviendo relaciones cansadoras donde hay aburrimiento, vivir rutinario, comunicación superficial y relaciones sexuales cansinas.

Hace años el sicólogo Kevin Leman escribió el libro titulado «El sexo comienza en la cocina»[12] en el cual recuerda a sus lectores, con mucho humor y ejemplos tomados de la vida real, que la intimidad sexual empieza mucho antes que la pareja se meta en la cama. Los matrimonios permanecen en buen estado de salud cuando la pareja se manfiesta mutua consideración, genuino interés por las actividades de uno y otro cónyuge, disposición a conversar y determinación a hacer cosas divertidas para ambos juntos. El marido y la esposa de los buenos matrimonios son honestos respecto de sus sentimientos, están dispuestos a expresarse cumplidos mutuamente y se interesan lo bastante para orar uno por otro. El matrimonio auténtico es uno en que esposa y esposo ven sus diferencias de personalidad como bendiciones y no como razones de conflicto, y los «cónyuges se sienten realmente amados» dice Bill Hybels «En esta clase de matrimonio la rutina da lugar a la conversación, el entretenimiento y el romance».[13]

Debe haber un compromiso inamovible de ambas partes si el matrimonio va a ser y mantenerse vivo, puro y satisfactorio. Cuando las carreras, los gustos personales, las actividades de la iglesia, las exigencias de los hijos o los quehaceres diarios comienzan a interferir, el matrimonio empieza a dividirse.

No hay fórmulas sencillas para evitar el divorcio, pero puede empezar a proteger su matrimonio con la decisión de mantener viva su relación. Respalde esto pasando tiempo juntos, compartiendo y efectuando cosas creativas juntos que les gusten a ambos. Decídase a ser fiel a su cónyuge y evitar contactos y situaciones que pueden sabotear su pureza. Por sobretodo, cimente su matrimonio con oración diaria, y busque ayuda si persisten los problemas.

Cuando surgen las tensiones conyugales, solemos guardárnoslas para nosotros. Si alguien de la familia tiene problemas, la mayoría hace la vista gorda y nada dice. De ello resulta que las parejas y las familias luchan solas. Todos ponen cara de felicidad y pretenden que todo está bien, cuando en realidad no es así. Como cristianos debemos orar por el matrimonio de los demás y hacer lo que podamos para mantener sólidas y firmes las familias de unos y otros.

Cuando las personas son verdaderamente influyentes en sus comunidades, iglesias y carreras profesionales, es una gran tragedia que no logren ser verdaderamente influyentes en su propio hogar.

Hace ya mucho tiempo, cuando nuestros hijos eran pequeños y nosotros todavía vivíamos en el este del país, conocí a un distinguido consejero cristiano que era un líder que surgía en su campo. El hombre tenía una esposa de veras encantadora, varios hijos y un ejercicio profesional particular realmente exitoso. Era miembro activo de su iglesia, profesor de jornada parcial en una universidad cristiana del lugar y periódicamente hablaba en conferencias de nivel nacional.

A medida que pasó el tiempo y su carrera creció, se encontró cada vez más ocupado; era verdaderamente influyente en muchas vidas por medio de su consejería y docencia, pero su familia empezaba a resquebrajarse. Cuando uno de sus hijos empezó a tomar drogas, el padre estaba demasiado ocupado para reunirse con el consejero escolar y pidió a su esposa que fuera sola. Otros problemas empezaron a surgir en la familia pero este ampliamente considerado consejero cristiano seguía demasiado ocupado con su carrera para ser verdaderamente influyente en su casa.

Se imagina lo que pasó. El padre dedicaba crecientes cantidades de tiempo a la oficina y de pronto le pareció más satisfactorio estar con pacientes que lo admiraban y con colegas que consideraba desafiantes que estar en su casa con su familia en desintegración. El consejero comenzó a discutir sus problemas con una de sus pacientes que, según él decía, lo entendía mejor que su esposa. Pronto su matrimonio y familia se rompieron. Su competencia como consejero empezó a decaer y su carrera se detuvo como era de esperar. Se casó con la comprensiva dama pero ese matrimonio no duró mucho tiempo.

Cuando lo vi hace poco me sonrió como si nada le hubiera pasado y me contó de su trabajo en consejería. Está dedicado a una iglesia pequeña y sabe que Dios lo ha perdonado. Busca nuevas oportunidades para ayudar a la gente pero dejó atrás una estela de aconsejados, colegas y familiares heridos. Cuando sacrificamos nuestras familias por ir en pos de cambiar el mundo o de llegar a la misma cumbre, terminamos no siendo duradera y verdaderamente influyentes en absoluto.

Características destacadas del capítulo

- Si quiere ser verdaderamente influyente, esfuércese al máximo por ayudar a la gente.

- Los que ayudan a la gente muestran empatía: esa habilidad de sentir junto con los otros y de ver las cosas desde sus puntos de vista.

- Para ser uno que ayuda personas, aprenda a mostrar empatía, escuche con atención esmerada, plantee sugerencias en forma tentativa, dé ánimo sin ser irreal, busque oportunidades para hablar de Cristo y reconozca que conversar es solamente una forma de ayudar. También podemos ayudar dando asistencia concreta.

- Los que son verdaderamente influyentes se muestran hospitalarios, sin quejarse a pesar de los inconvenientes.

- Para ser verdaderamente influyente, haga todo lo que pueda para construir matrimonios, el suyo propio y el de su prójimo.

11
Administre sus recursos

Cada anochecer un personaje de la radio de la zona de Chicago cierra su programa con las mismas poderosas cuatro palabras: «¡Llévalo tranquilo, pero llévatelo!».

No se me ocurre una síntesis más precisa de la filosofía de esta época: llévate lo que puedas obtener. Acumula posesiones. Llega a la cumbre. Pide más dinero. Espera que Dios te enriquezca. Date todo el gusto que puedas. ¡La mejor forma de morir es morir comprando! El hombre más feliz es aquel que tiene la mayor cantidad de juguetes.

Difícil resistirse a ese mensaje. Sabemos que el amor al dinero es la raíz de toda clase de males. Hemos leído la declaración de Jesús respecto que nadie puede servir a Dios y al dinero al mismo tiempo. Sabemos que la riqueza no garantiza la bendición de Dios y hemos oído la triste historia del joven rico que rehusó seguir a Jesús porque eso significaba abandonar toda su riqueza y pertenencias.[1] Algunos sabemos que la Biblia contiene unas 450 referencias al dinero y que Jesús habló más a menudo del dinero que del cielo, infierno, inmoralidad sexual y violencia, todos juntos.

Sin embargo, la mayoría de nosotros tiene el vehemente deseo profundamente arraigado de tener tan sólo un poquito más. Nuestra mente presenta toda clase de razones para gastar dinero que no tenemos, usando el crédito fácil o para comprar una o dos cosas más antes que nos declaremos contentos con la vida.

«No digas que tener dinero carece de importancia o no es bueno ser rico», me retrucó un amigo hace poco tiempo. «Mientras más tienes, más puedes donar para causas valiosas. ¿Y qué pasa si Dios quiere que seas rico? y, en todo caso, la gente debe pagarte por lo que vales».

Difícil resistir razonamientos como ése. ¿No seríamos acaso más efectivos para ayudar al prójimo si tuviéramos más para dar? ¿No podríamos nosotros, mi esposa y yo, ser más hospitalarios si tuviéramos una casa algo más grande y más bonita de la que tenemos? ¿No tendríamos más oportunidades de impactar vidas si no tuviéramos que desperdiciar tiempo preocupándonos por el dinero? Con toda seguridad nuestras iglesias e instituciones educacionales cristianas podrían ejercer un mayor impacto si tuvieran presupuestos más holgados, ministerios por televisión más grandes, mejores edificios o campus en mejores condiciones. ¿No sería bueno expandir nuestra fe haciendo compras por sobre nuestros medios, y luego confiar que Dios proveerá el dinero extra? Todas esas son racionalizaciones que nos incitan a ir en pos de la riqueza, mientras nos mantienen sumamente endeudados.

Principio número once
Conténtese con lo que tiene

Hace varios años el autor Philip Yancey escribió un estupendo artículo referido a cómo aprender a vivir con dinero, en el cual aludía a sus amigos a quienes les iba muy bien en materia de finanzas. «En la mayoría de los casos, una casa grande y muebles finos los vuelven menos hospitalarios, no más. Nuestras conversaciones que antes eran sobre tópicos personales y de preocupaciones sociales, tendían a dirigirse a comparar marcas de ropa, nombres de restaurantes selectos y aparatos electrónicos para el hogar muy caros. La riqueza tuvo un efecto extrañamente distanciador. Creó barreras».[2]

En cambio, el escritor de Hebreos presenta un mensaje difícil de digerir: «Sean vuestras costumbres sin avaricia, contentos con lo que tenéis ahora.[3]

Es mucho más fácil ser verdaderamente influyente

cuando uno no está preocupado por el dinero ni aplastado por las deudas.

Bill Russell aprendió esa lección justo a tiempo; como un brillante abogado joven que trabajaba para una importante oficina de abogados de su ciudad, ya estaba en la vía rápida que conduce a una carrera lucrativa y significativa. Un día Bill estaba en un automóvil con su jefe cuando éste, hombre mayor, decidió detenerse un momento para verificar los avances de la construcción de su tercera casa. Obviamente esta no iba a ser una vivienda sencilla sino que lucía más como un palacio.

El joven abogado se impresionó mucho y comentó a su jefe lo que pensaba eran logros de la carrera de éste.

El hombre mayor dijo con añoranza, mientras miraban a los obreros de la construcción: «A decir verdad, odio este lugar. Ni siquiera lo necesito, aunque me sobra el dinero para darme el lujo de tenerlo. Todos saben que he triunfado en mi carrera. Tengo todo el dinero que necesito y más, pero no tengo amigos. Me he divorciado de dos esposas. Tengo tres hijos y todos me odian».

Bill escuchó a su jefe que siguió hablando del futuro: «Quiero prepararte Bill para que te hagas cargo de la firma. Cuando me vaya, todo lo que tengo será tuyo».

De pronto el joven abogado se sintió atrapado por un perturbador pensamiento. Esta era una increíble oportunidad que le daría poder y riqueza, pero el precio parecía terrible, entonces Bill pensó para sí mismo: «Si tengo todo esto y llego adonde está mi jefe, seré como él».

Varios meses después Bill llegó a ser cristiano y se lo dijo a su jefe, quien tuvo una reacción inmediata y decisiva: «¡No puedes ser cristiano y triunfar en esta profesión! Tienes que elegir entre dejar el cristianismo o dejar esta firma» y le dio dos semanas para que reflexionara.

El joven abogado no necesitó todo ese tiempo, renunció a su puesto en esa firma, y nunca lo lamentó.

Hoy trabaja para una misión. Tiene muchísimo menos

dinero de lo que podría haber tenido y vive en una casa sencilla, pero tiene paz y contentamiento interno. Bill Russell es verdaderamente influyente en una forma tranquila y humilde.

Tres trampas modernas. Hace varios años el autor Richard Foster escribió un libro muy penetrante y valioso en el cual describe tres fuerzas seductoras que, durante la historia humana, han tirado y manejado a las personas. «Prácticamente todo pensador importante y todo gran movimiento ha luchado con estos temas, pues ningún otro nos toca más profunda u universalmente. Ningún tópico origina más polémicas... Ningún otro trío de cosas ha buscado más ni necesitado más una respuesta cristiana».[4] Estos son los aspectos que Satanás usa preferentemente para manipular y hacer caer en sus trampas a los seres humanos en nada recelosos al respecto. Son fuerzas que han conducido al abuso y a la corrupción a través de toda la historia. Han destruido familias confiadas, a periodistas inteligentes, a exitosos magnates de la especulación bursátil, políticos entendidos, carreras promisorias y ministerios cristianos importantes. Estas fuerzas no son malas en sí mismas, pero cuando hacemos mal uso de ellas pueden controlar nuestro pensar y devastar nuestra vida. Si no logramos dominarlas, estas fuerzas nos manejarán.

Los tres villanos en potencia son el dinero, el sexo y el poder.

Estas fuerzas son tan peligrosas que los monjes antiguos tomaban votos de pobreza, castidad y obediencia para librarse de ellas. En otros capítulos de este libro consideraremos el sexo y el poder. En este nos concentraremos en el dinero.

La manera en que permitimos que el dinero nos afecte y lo que hacemos con él determina en gran medida si llegaremos a ser o no verdaderamente influyentes. Los ricos no son malos en sí mismos. Gente muy rica como Abraham,

Salomón, han sido usados por Dios a través de la historia. Los filántropos modernos son verdaderamente influyentes en las vidas de muchas personas por dar dinero. Los pequeños aportes monetarios de millones de personas mantienen las iglesias y las misiones con vida y ayudan a las víctimas de los terremotos y de las hambrunas. Aportes similares construyen hospitales, crean escuelas y envían a los niños pobres de las ciudades a campamentos de vacaciones. Miles de personas interesadas suelen contribuir con regularidad para dar abrigo a personas sin casa a quiénes nunca han conocido personalmente.

De todos modos sigue siendo difícil mantener nuestras vidas libres del amor al dinero.[5] Vivimos en una sociedad rica donde la extravagancia compulsiva se ha vuelto adicción. Hasta la iglesia ha aceptado las mentiras que dicen que más es mejor y que debemos esperar que Dios nos enriquezca.

¿Cómo evitar la lujuria por el dinero y mantenernos libres de las ataduras enredadas que representan las preocupaciones financieras? Las respuestas no son fáciles pero, he aquí, algunas guías.

Primero, nunca olvide la cercanía de Dios. Cuando se ha sobregirado y las cuentas se amontonan, suele parecer que Dios está alejado y se queda callado. En esos momentos (la mayoría de nosotros hemos pasado por ahí) resulta difícil concentrarse en ayudar al prójimo o pensar en otras cosas que no sea satisfacer nuestras necesidades. Pero Dios no nos deja ni nos abandona, y como dice el claro mensaje de Hebreos, «podemos decir confiadamente: El Señor es mi ayudador».[6]

El puede ayudarnos a aferrarnos a esta actitud, especialmente cuando tendemos a dudar u olvidar.

Segundo, conténtate con lo que tienes. Eso va en contra de toda nuestra manera de pensar. Desde la infancia se nos enseña a esforzarnos por más: más éxito, más seguridad, más pertenencias, más prestigio, más logros, más amistades, más dinero. Contentarse suena peligroso pues tememos que sea un pretexto que disculpe la pereza o que limite nuestra visión y ambición.

La Biblia nunca condona la pereza, la falta de visión o la mala planificación, pero tampoco sanciona el impulso competitivo por tener más posesiones, prominencia y poder que caracteriza a nuestra época.

El contentamiento es una actitud mental que se aprende de una sola manera: deja que tus pensamientos sean llenados con agradecimiento activo. Podemos disciplinarnos con la ayuda de Dios para dejar de añorar las cosas que no tenemos y empezar a agradecer a Dios por lo que tenemos. Podemos volvernos del anhelo frustrado a la gratitud. Dar las gracias no destruye la ambición sino que la reorienta. Cuando estamos continuamente conscientes de las providencias de Dios para nosotros, el foco de nuestra ambición se vuelca desde la satisfacción de nuestras propias necesidades hacia servir al Señor mediante el servicio al prójimo. Esto es pensamiento radicalizado, pero también es el pensar bíblico. El agradecimiento y el contentamiento se refuerzan uno a otro en las vidas de servicio.

Tratamos a Dios como si fuera un genio del cielo que existe para satisfacer nuestros deseos. Nuestras oraciones abundan en pedidos de cosas. Nos acercamos a Dios con una lista de compras, rogamos por lo que queremos y solamente como al pasar pensamos en su grandeza, bondad, santidad, soberanía y providencias ya pasadas.

Las Escrituras nos instruyen ciertamente para que presentemos nuestros pedidos a Dios, pero esto debe ir acompañado por acción de gracias. Entonces Dios es complacido y nuestras ansiedades –incluso preocupaciones por el dinero– son reemplazadas por la paz.[7]

Tercero, trata de administrar bien tu dinero. La administración financiera de mala calidad es un mal uso, necio e irresponsable, de lo que Dios ha dado. Si tienes problemas para administrar dinero, búscate alguien que pueda darte guías en materia de finanzas.

Cuarto, vuélvase dador. El joven rico que mencionamos antes no estuvo dispuesto a separarse de sus posesiones, de modo que se alejó de Jesús y se fue caminando con pena. En cambio, Jesús vio una vez a una viuda pobre que daba todo lo que tenía. Su aporte era pequeño pero su disposición a dar era inmensa. Esa disposición es mucho más importante que el tamaño del aporte, según dice la Biblia.[8]

El mundo está lleno de gente que quiere nuestro dinero; yo recibo casi todas las semanas varias cartas que me piden que contribuya. La mayoría de los pedidos son convincentes y las causas, valiosas. Quiero dar generosamente y sin condiciones, pero también quiero dar con prudencia. Ninguno de nosotros puede dar a todos los que nos piden y, a veces, es difícil decidir adónde enviar nuestro dinero.

Puede que nos ayude contar con una serie de guías personales para tomar estas decisiones. Habitualmente doy a mi iglesia o a otras organizaciones que han demostrado su habilidad para manejar responsable y sabiamente los aportes que reciben. Rara vez respondo a pedidos emocionales o cartas llenas de pánico; casi nunca doy a las personas que me escriben solicitando donaciones o regalos.

Estoy de acuerdo con Richard Foster en que, sin embargo, «hay momentos en que necesitamos tirar la cautela por la ventana y dar, limitándonos solamente a dar. Tenemos que arriesgarnos a dar a personas, no porque han demostrado que pueden manejar bien el dinero, sino porque lo necesitan. Al hacerlo así, damos amor y confianza también y nos liberamos de las garras de ese espíritu que ama el dinero y que significa la ruina espiritual».[9]

Si quiere ser influyente en forma favorable en otras vidas, sea dador. ¡Dé!

Llegar a ser un dador

Jane Edna Hill era una dadora; claro, no siempre daba dinero pues, a menudo el sueldo de su esposo, pastor, no dejaba mucho para dar. Pero Jane Hill, a quién todos llamaban «Baby», daba amor, ánimo y aceptación. A veces llegaba a sorprender con su valor.

Cada mañana de jueves ella estaba entre las voluntarias que servían desayuno en la «Cocina del Señor», un centro para ayudar a personas sin casa y vagabundos. Cada visitante era tratado con cortesía, pero a veces los invitados no se comportaban en forma exactamente cooperadora.

Una de esas mañanas entró una señora de edad mediana y gran tamaño que, rápidamente, dominó todo el comedor. Cuando alguien le preguntó su nombre rugió: «Yo soy Caperucita Roja». Su cara estaba sucia y rasguñada, sus ropas eran harapos rotos e irradiaba belicosidad.

En su segunda visita, la dama anunció que su nombre era Blancanieves. Al tercer día dijo llamarse Ronald Reagan y al cuarto, cuando Baby estaba de turno, la mujer gruñó «Soy Jesucristo. ¡No se metan conmigo!», pero no era fácil intimidar a Jane Hill, que le replicó: «Escuche, querida. Usted no se llama Jesucristo porque yo conozco personalmente a ese hombre y El no luce en absoluto como usted».

Sobrevino un súbito silencio en la sala; todos se detuvieron para ver que iba a pasar. La mujer empuñó sus callosas manos y miró con rabia.

La esposa del pastor prosiguió «Esta gente puede pensar que usted es mala o peligrosa, pero yo sé que no lo es. Usted está enojada. La vida ha sido injusta con usted, pero no es la única persona de este lugar que sufre. De modo que, ¿por qué no borra ese ceño fruncido de su cara, usa esta toalla para lavarse en el baño y vuelve y se sienta a mi lado? Nos tomaremos otra tacita más de café y conversaremos».

De repente, la mujer que parecía tan ruda se derrumbó llorando y dijo, suavemente: «Me llamo Elizabeth».

«Yo soy Jane», dijo Baby, dándole un abrazo a su nueva amiga, y toda la sala se deshizo en aplausos: cocineros, los que lavaban platos, voluntarios, comenzales, todos.

Elizabeth y Jane tomaban café en la «Cocina del Señor» todas las mañanas de los jueves durante las siguientes semanas. Jane nunca dijo de qué hablaban pero la mueca agresiva de la cara de Elizabeth dio lugar a frecuentes sonrisas.

Quizá Elizabeth estuvo entre los tres mil dolientes que vinieron al funeral de Jane, unos cuantos meses después. Su esposo, uno de los predicadores más respetados del país, sentado en su iglesia miraba las caras de las personas que llenaban las bancas. Muchos habían sido tocados y permanentemente cambiados por el espíritu afectuoso, interesado y dador de Baby.[10]

Nunca conocí a la señora Hill y me hubiera gustado conocerla. Su vida fue un ejemplo de lo que se trata este libro. Ella fue una dadora que aprendió a estar contenta con lo que tenía.

Jane Edna Hill fue verdaderamente influyente. Ella hizo una diferencia.

Características destacadas del capítulo

- Los que son verdaderamente influyentes aprenden a estar contentos con lo que tienen. Tratan de no endeudarse y aprenden a dar gozosos. Difícil es ser verdaderamente influyente si se preocupa por las cuentas impagas o si su mente está dedicada a la acumulación de tanto como pueda conseguir.

- Andar en pos del dinero, del sexo y del poder estorba nuestra efectividad como personas verdaderamente influyentes.

- Para evitar ser atrapado por el amor al dinero, no olvide nunca la cercanía de Dios, aprenda a contentarte con lo que tiene, trate de administrar sabiamente su dinero, y hágase un dador alegre. Entonces será alguien firme y verdaderamente influyente.

12
Elija buenos mentores

Dallas jamás vio algo así.
 La gente hacía filas llenado las veredas para verlo pasar. En algunos lugares las filas eran de a cinco y seis de ancho y se agolpaban a la altura de la plaza municipal. Las cámaras de televisión estaban instaladas estratégicamente, enviándo a todo el mundo las transmisiones, vía satélite. Había periodistas de México, Canadá, de la británica BBC, de la revista USA Today y de otras publicaciones de todo el país. Se esperaban telegramas de parte de Billy Graham, del presidente del país y de los admiradores de todo el mundo.
 La multitud tenía ánimo festivo. Muchos blandían banderas, carteles y pancartas. La gente se paraba sobre el techo de los vehículos, se subía al techo de los puestos de periódicos y revistas o se inclinaba a más no poder por las ventanas de las oficinas que bordeaban la ruta del desfile. Una señora en silla de ruedas fue empujada hasta el borde de la vereda para que viera mejor. Los padres, de pie bajo el tibio sol de primavera, sostenían a los niñitos en sus hombros.
 Lentamente pasaron todos los coloridos guardias, las bandas, los payasos, los shriners (hombres adultos en automóviles pequeños como de juguete). Había autos con el techo recogido, celebridades y ochenta y seis carrozas alegóricas.
 Pero las vivas más bulliciosas fueron para el hombre que con un sombrero del tipo llamado fedora, de paja, y un saco deportivo de color celeste, iba con su esposa al final

del desfile, en un automóvil antiguo de lujo, de un impecable color azul. Sonriendo y saludando a las masas iba el hombre a quien toda la ciudad de Dallas había llegado a amar: Tom Landry, el entrenador del equipo de fútbol de los Vaqueros de Dallas.

Técnicamente hablando, Tom Landry no era ya el entrenador del equipo cuando participó en ese desfile en esa mañana de abril. Pocos días antes de la festiva manifestación, Landry había sido abruptamente despedido de su cargo, sin aviso previo. Ahora una ciudad agradecida, aún dolorida por el impacto de la noticia, y la rabia por la manera en que este amable hombre había sido tratado, había salido a mostrarle su afecto.

Tom Landry se había sentido desilusionado, enojado y herido cuando perdió su trabajo en forma tan repentina, pero respondió con su característica dignidad y gentileza. Landry sabía entonces, como ahora, que su vida estaba en las manos de Dios. Nunca había ocultado su profunda fe en Jesucristo. Su propio pastor se enfadó muchísimo por los hechos que rodearon el despido del entrenador, pero fue Landry mismo quien puso las cosas en su lugar, diciéndole: «Está bien; no me preocupo por esto en realidad, porque Dios tiene algo planeado para mí».

La estrella del fútbol, Herschel Walker, resumió lo que muchos deben haber sentido: «Lo que lo constituyó en la leyenda que es hoy es el excelente modelo de roles que era para la gente. El entrenador Landry fue un ciudadano preocupado y consistente, que se dio cuenta del valor que tiene desplegar una imagen limpia... Yo lo admiraba por sus creencias cristianas. El permaneció sólido en ellas».[1]

Pocos reciben desfiles y recepciones municipales en su honor. La mayoría de nosotros nunca es mencionado en las noticias de la tarde y nuestros nombres no son publicados en los periódicos, salvo en el obituario. Pocos entendemos las complicaciones intrincadas del fútbol norteamericano y muchos son los que se preguntan si tiene algún sentido que hombres grandes se echen unos sobre otros, se quiebren huesos y se esguincen sus músculos y tobillos en presencia de multitudes que los avivan locamente cada tarde dominical. No resulta fácil identificarnos con Tom Landry, cuya vida y trabajo han estado tan relacionados a ese deporte y cuyo ejemplo fuera tan elogiado en ese día primaveral de Dallas. El parece tan diferente de nosotros, pero su ejemplo sugiere otro principio para ser verdaderamente influyente, principio aplicable a todos nosotros.

Principio número doce
Aprenda de quienes son líderes.

Durante toda nuestra vida somos indirectamente influenciados por personas importantes como Tom Landry. Mucho más menudo somos tocados directamente por gente menos famosa. De acuerdo a la Biblia, los mejores ejemplos que tenemos son las personas que hablan abiertamente de su fe y que llevan vidas ejemplares. El escritor de Hebreos estableció esos estándares como meta personal, deseando una conciencia clara y una vida que fuera honorable en toda forma, de modo que otros pudieran imitarla con toda seguridad.[2] Si quieres ser verdaderamente influyente tendrás que empeñarte por imitar a los que constituyen un buen ejemplo para el prójimo. Procura ser el ejemplo que otros quieran imitar.

Podemos aceptar sin dificultad la mayor parte de esto. Buscamos con alegría a los que son verdaderamente influyentes y buenos modelos, y quisiéramos ser ejemplos verdaderamente influyentes para el prójimo, pero no nos entusiasma mucho la instrucción bíblica referida a «Obedeced a vuestros (líderes) pastores, y sujetaos a ellos; porque ellos velan por vuestras almas, como quienes han de dar cuenta; para que lo hagan con alegría, y no quejándose, porque esto no os es provechoso».[3]

Seguir voluntariamente el buen ejemplo de alguien es una cosa, otra muy distinta es someterse a terceros y ser considerado como responsable de rendirles cuentas. Pero los que son verdaderamente influyentes para Dios rara vez sirven aislados, de modo que aquellos que son efectivos en influir verdaderamente son responsables de rendir cuentas a otros.

El escritor del Eclesiastés (probablemente el rey Salomón) escribió que «mejores son dos que uno; porque tienen mejor paga de su trabajo. Porque si cayeren, el uno levantará a su compañero; pero, ¡ay del solo! que cuando cayere, no habrá segundo que lo levante».[4]

Un mensaje similar se encuentra en Proverbios 27:17: «Hierro con hierro se aguza; y así el hombre aguza el rostro de su amigo».

Aceptamos a nivel intelectual que nos necesitamos unos a otros pero en la práctica profesional, ocupacional y en el cotidiano vivir nos inclinamos más por actuar solos, al menos ése es el estilo americano. Creemos mucho en los derechos individuales y admiramos a las personas que demuestran ser verdaderamente influyentes sin ayuda. Nos resistimos a la «intrusión» de terceros cuando consideran que somos responsables de rendirles cuentas.

Sin embargo, Ted Engstrom escribe: «Un cónyuge que no rinde cuentas vive al borde del precipicio; un gerente general que no rinde cuentas arriesga llevar a su empresa por el camino errado; un pastor que no rinde cuentas tiene demasiada autoridad; un consejero que no rinde cuentas tiene demasiada responsabilidad y necesita demasiada sabiduría para ser capaz de manejarlo todo solo».[5]

«¿A quién rindes cuentas, en realidad, de tus actitudes, de tu trabajo, de tu adoración, de tus metas, de tu vida espiritual y personal?» Le pregunté eso a un joven pastor y él señaló hacia el cielo, queriendo decir a Dios, y luego a sí mismo. Esta clase de independencia respecto de terceros permite que personas consagradas hagan decisiones poco sabias y menos prudentes, que caigan en pecado o error y, a veces, que saboteen todos sus esfuerzos previos para ser verdaderamente influyentes.

Esto le pasó a uno de mis ex alumnos. Le había ido bien en el seminario y parecía lanzado en el camino de un fructífero ministerio. La pequeña iglesia que había empezado estaba teniendo su buena influencia. Las vidas estaban siendo transformadas y la gente llegaba a los pies de Cristo. El pastor era un orador poderoso y magnético cuyo entusiasmo y atractivo juvenil cautivaban a mucha gente para su iglesia.

Pero llevaba una doble vida, cosa que nadie sabía –ni su esposa, ni la junta de líderes de su iglesia, ni sus mejores amigos; ni siquiera la mujer con quien tenía un romance secreto. Cuando se supo la verdad, todo su ministerio se desintegró.

Uno de sus compañeros de seminario resumió así la tragedia: «El fue verdaderamente influyente en muchas vidas, pero ahora muchos se han desilusionado de la fe que él compartió y del Cristo que predicó. Dios está dispuesto a perdonarlo, y puede hacerlo, no cabe duda, pero todo lo bueno que realizó está ahora enterrado bajo la pesada montaña de daño que ha producido en las vidas que resultaron lesionadas debido a su inmoralidad».

Muchos cristianos llevan vidas como si fueran solistas. Necesitamos al prójimo, por supuesto, y nos gusta estar con ellos, pero hemos aprendido a manejar las cosas por cuenta propia. Cuando llegan las tentaciones, las crisis, los fracasos, seguimos por cuenta propia. Cuando necesitamos más al prójimo, encontramos que pocos están ahí, listos para perdonar, exhortar, apoyar o dispuestos a que les rindamos cuentas.

Las grandes empresas tienen sus cuerpos de directores y las iglesias tienen sus ancianos, pero los ejecutivos y pastores pueden, en ocasiones, controlar a sus juntas y hacer lo que ellos quieren. La mayoría de nosotros falla en darse cuenta cuando los individuos empiezan a convertirse en superestrellas todopoderosas que se promueven a sí mismos a niveles más altos.

Cuando la gente prominente cae en pecado o delinque, sus acciones suelen fluir de vidas carentes de la genuina responsabilidad de rendir cuentas. Una persona dominante o un pequeño grupo de personas que piensan parecido se acostumbra a tomar decisiones por cuenta propia, sin responder ante otros. Cuando caen no hay quien pueda levantarlos. Cuando toman una decisión necia no tienen a quién culpar salvo a sí mismos. El paisaje de la historia está regado de personas y organizaciones que pudieron haber ejercido un tremendo impacto para bien, pero en lugar de eso perpetraron inmensos daños. Todos ellos entonaron el mismo estribillo «¡a mi manera!».

Tengo un buen amigo que me mandó recientemente una nota sobre esto de rendir cuentas, donde me decía: «He aprendido que no basta con el sólo desear tener a alguien a quien rendir cuentas y que te las pida. Yo solía hablar de rendir cuentas, enseñar esto de rendir cuentas y alabar los méritos de la responsabilidad de reportar a alguien hasta que un día me di cuenta que yo mismo casi no lo hacía en mi propia vida. Se me ocurrió que si iba a rendir cuentas, tendría que solicitarle a alguien que me las pidiera».

Esto entraña riesgos, pues a veces la persona a quien recurres está muy ocupada o no quiere que le den cuentas. Pero mi amigo corrió el riesgo. Se acercó a dos hermanos cristianos maduros y les sugirió reunirse en forma habitual para exhortarse y controlarse uno a otro, a fin de cerciorarse que llevaban las vidas que profesaban llevar. La efectividad de ese grupo se ha acrecentado a medida que el trío (son tres, no más) ha desarrollado la mutua confianza y vulnerabilidad. Pero esto no pasó hasta que mi amigo se arriesgó a pedirle a los otros que lo escucharan y le formularan sus comentarios.

Las epístolas del Nuevo Testamento registran más de cincuenta pasajes de «uno a otro». Por ejemplo, se nos dice que los cristianos debemos amarnos unos a otros, edificarnos unos a otros, exhortarnos unos a otros, cuidarnos unos a otros y ser amables unos con otros. Ser verdaderamente influyente es como una calle de tránsito en ambas direcciones. No es muy efectivo cuando una persona se encarga de la mayor parte del dar, pero com poco para recibir y rendir cuentas. Los que son verdaderamente influyentes se necesitan unos a otros y dependen unos de otros.

Pocas semanas antes de empezar este libro me encontré con un grupo de creyentes y les presenté algo del material que pensaba incluir en estas páginas. Les pedí me contaran sus reacciones y poco después recibí una carta muy interesante, la que empezaba en estos términos: «Muchos cristianos están desilusionados porque la iglesia de este país no parece ejercer mucho impacto en sus miembros. La mayoría de los estudios indica que hay poco o ninguna diferencia entre los cristianos y los del mundo en lo tocante a los porcentajes de divorcio, abortos, relaciones sexuales premaritales, administración financiera, selección de programas de televisión y de películas para esparcimiento, etc. Sin embargo, muchos son los cristianos que formulan toda clase de proclamas sobre la manera en que Jesús ha sido verdaderamente influyente en sus vidas».

Esa carta me hizo pensar. ¿Por qué proclamamos que Cristo ha sido verdaderamente influyente cuando, para muchos de nosotros, ser cristiano no es ser influyente de manera radical en los aspectos prácticos, después de todo? ¿Por qué se han vuelto los cristianos, especialmente los evangélicos, el blanco de los chistes y comentarios sarcásticos de la prensa, que se burla de nuestras proclamas de transformación personal? ¿Por qué los yuppies sofisticados y los educados habitantes de los suburbios residenciales de viviendas caras ignoran el mensaje del Evangelio, tan viejo como los tiempos mismos, mientras que se deshacen por seguir las doctrinas que enseña la Nueva Era sobre la convergencia armónica, la conciencia de los cristales, las experiencias extracorporales, la energía universal, el karma, los guías espirituales, los mantras y el poder de las pirámides? ¿Cómo puede ser que conceptos vagos y respuestas igualmente vagas ayuden realmente a la gente que anda en pos de la auténtica espiritualidad? ¿Por qué millones claman seguir a Cristo y asistir habitualmente a la iglesia, pero salen sin ser tocados ni transformados? ¿Por qué llamamos La Buena Nueva al cristianismo, mientras que concurrimos a servicios de iglesias de donde nunca esperamos oír nada nuevo –o bueno?

Vivimos en comunidades rodeadas por gente hueca y superficial que busca algo genuino para llenar el vacío de sus vidas. Con demasiada asiduidad les ofrecemos aburrimiento, irrelevancia, producciones de mala calidad, pedidos de dinero y vidas sin transformar por la Palabra de Dios. Este amigo que me mandó la carta mencionada tenía razón: el Evangelio no es verdaderamente influyente en las vidas diarias de muchos cristianos; tampoco lo es la iglesia.

Algunas iglesias ofrecen un remezón espiritual semanal con un buen show donde se destaca el entusiasmo, mientras formula unas pocas demandas de obediencia o pedidos de callada adoración ante el Dios santo. Otras iglesias destacan las reglas, la conducta apropiada y la necesidad de evangelizar o de acción social en forma activa. Hay muchas actividades pero poco resalte de la compasión, el perdón o el conocer personalmente a Dios. Todavía quedan otras iglesias que imparten conferencias académicas y subrayan las doctrinas correctas; sus congregaciones están compuestas de personas que tienen mentes muy ágiles pero corazones romos y fríos. Son lo que Flora Wuellner, autora de Prayer and the Living Christ, catalogaba como «organización de idealistas bien intencionados que trabajan para Cristo pero alejados de su presencia y poder». Pocas son las iglesias que destaquen la genuina espiritualidad personal basada en el compromiso a la disciplina espiritual. La mayoría falla al combinar el servicio sacrificial con la sólida doctrina bíblica y la adoración consistente.[6] Pocas piden auténtica consagración y rendición de cuentas responsable.

Esto lo escribo no para señalar con el dedo sino para indicar una triste situación que nos afecta a todos –de la cual todos somos culpables en cierta proporción. Glandion Carney ha escrito sobre los cristianos que conoce «cuya espiritualidad sencillamente se ha esfumado. El crecimiento de ellos desembocó en el callejón sin salida de la letárgica inercia. Una vez poseyeron el vibrante amor por Dios, casi eufórico y consumidor de todo, pero de alguna manera eso se detuvo».[7]

Carney se muestra renuente a enjuiciar a estas personas porque cualquiera puede verse atrapado por las exigencias de la familia, del trabajo y otras obligaciones. A veces todos nos sentimos a punto de renunciar a todo. Los pastores dedicados se cansan y se desaniman tratando de instilar vitalidad espiritual en los resistentes calentadores de asientos que se niegan a cambiar. Los laicos consagrados se frustran cuando los líderes de la iglesia pierden su primer amor y se vuelven a los números, las cifras, los programas, reunir fondos y políticas de la iglesia.

¿Cómo poder encender de nuevo los fuegos del reavivamiento y desarrollar un hambre genuino por la justicia y la madurez espiritual? La respuesta es el equilibrio.

La fuerza en equilibrio. Mi amigo Devlin juega ocasionalmente al golf pero no tiene tan éxito como quisiera. Puedo comprender su problema. Yo abandoné ese juego hace años, cuando mi pelotita blanca nunca iba adonde yo pretendía que fuera. Mi amigo ha persistido pese a las frustraciones. Devlin tenía problemas para mantener la pelota en el lugar correcto cuando fue a jugar de nuevo hace poco tiempo.

Un compañero de juego le comentó: «Creo que sé cual es tu problema; no tienes los pies en la postura correcta, por lo cual pierdes un poco el equilibrio cada vez que haces el *swing*; esto hace que la bola se desvíe al costado. Si mantienes el equilibrio, tendrás más fuerza. Recuerda siempre: "hay fuerza en erl equilibrio"».[8]

Hay fuerza equilibrada en toda la vida y esto ciertamente rige también para nuestra vida espiritual. Necesitamos equilibrar los momentos privados de conversación con Dios, el estudio de la Biblia, la soledad, la meditación con los momentos públicos para aprender de la Palabra de Dios, orar, interactuar con otros creyentes y participar de los sacramentos.[9] Debe haber un equilibrio entre el crecimiento personal espiritual y el servicio cristiano práctico al prójimo. Necesitamos el equilibrio de regocijarnos con quienes se regocijan y llorar con quienes lloran. Necesitamos ver la mano de Dios tanto en sus abundantes providencias como en el sufrimiento y la persecución que El permite para que crezcamos.

Cuando nos desequilibramos o seguimos a líderes cuyas vidas están desequilibradas, somos menos capaces de ser verdaderamente influyentes.

Su cuerpo personal de directores. El rey David decidió, avanzada ya su vida, hacer un censo de sus tropas, un empresa masiva carente de clara razón para tanto esfuerzo que representaba.

Evidentemente David se enorgullecía de todas las tropas que estaban bajo su mando y le dio curiosidad por saber a cuántos mandaba en realidad.

El rey no consultó con alguien al respecto sino que, sencillamente, emitió la orden de hacer el censo. Cuando el general en jefe del ejército, Joab, cuestionó la sabiduría de esta decisión, David lo pasó por alto. El complicado proceso insumió casi diez meses, todo para avalar el ego de David. No cabe sorprenderse, entonces, que Dios estuviera desagradado por la medida.

Luego que Joab le informara de los resultados de la cuenta, el rey se dio cuenta que había estado mal y quedó abrumado por la culpa.[10] Todo el incidente se hubiera evitado si David hubiera escuchado a sus asesores.

Lo que fue cierto para David hace tantos siglos, se aplica hoy a los negocios, las empresas, las instituciones académicas, las iglesias y los gobiernos. Cuando la gente actúa sin el consejo de terceros se arriesga a cometer graves errores que conducen a la culpa, la desilusión, y hasta el caos. Las decisiones sabias son mucho más probables cuando el líder está rodeado por asesores confiables que no temen plantearle preguntas, cuestionar los planes y que dan consejo.[11] Los mejores líderes saben que las decisiones independientes pueden ser peligrosas.

¿Qué pasa con los creyentes que quieren servir a Cristo siendo verdaderamente influyentes en las vidas del prójimo? ¿Debemos tener una especie de junta personal de asesores? A veces, todos necesitamos personas que puedan ayudarnos a tomar decisiones, manejar crisis financieras o elaborar los problemas personales. A veces tenemos que ir a un profesional que nos ayude, pero más a menudo acudimos a un amigo, pariente o colega en quien confiamos. Muchos casados somos responsables por rendir cuentas a nuestros cónyuges. Otros encontramos a quiénes rendir cuenta en un estudio bíblico o un grupo de ayuda o apoyo.

Obtener consejo es importante, pero mucha gente necesita también de la ayuda necesaria para cumplir con sus compromisos. ¿Ha empezado usted alguna vez una dieta, un programa de ejercicios, recomenzar los estudios, decidido estudiar más o empezado un momento diario a solas con Dios, y terminado la cosa poco después de haber empezado? Ser responsable de dar cuentas a otra persona puede influir verdaderamente en su motivación.

Hace unos meses decidí buscarme una junta personal de directores, es decir: un grupo de personas que pudiera supervisar mis actividades laborales y hacerme responsable de rendir cuentas. Oré cuidadosamente sobre esto, lo conversé largamente con mi esposa y pregunté en su momento a varias personas si estarían dispuestas a servir en esta informal junta asesora.

Uno de ellos era pastor y me dijo, luego de un tiempo de deliberación en oración: «Seré parte de tu junta, pero solamente si estás dispuesto a someterte a nosotros en tu vida espiritual y personal como también en la profesional». Mi amigo quería volverme completamente responsable por rendir cuentas. El sabe que todos lo necesitamos si queremos ser consistentes y verdaderamente influyentes. Estuve de acuerdo con esta condición.

Principio número trece
Elija cuidadosamente a sus maestros

Mark Hennebach es un maestro poco habitual; pregúntele a cualquiera de sus alumnos del séptimo grado de la escuela básica Howe. Cada verano, antes de que abra la escuela de nuevo, Hennebach visita las casas de cada uno de los alumnos que tuvo en el período anterior. Lleva una carta de presentación, escrita y firmada por los alumnos del año pasado.

Una de esas cartas, la más reciente, comenzaba así: «Queridos alumnos nuevos: nosotros, los abajo firmantes, hemos pasado un año con el profesor Hennebach y esto es lo que queremos que sepan de él: ¡Quisiéramos haber sabido esto cuando empezamos!»

Nada aburrido ni convencional hay en la docencia de Mark Hennebach. El director de la escuela lo califica como creativo, fuera de lo común, altruista y humilde. Cuando se ganó un premio de mil dólares por docencia ejemplar, usó ese dinero para comprar programas de computación para sus alumnos. Prepara tutores de entre sus alumnos, y luego les paga algo de dinero por hora de clases para ayudarlos con sus dificultades académicas. Tiene un teléfono en su escritorio, que él paga, para poder estar a disposición de los padres de sus alumnos en todas las horas del día escolar. Durante los fines de semana lleva en su automóvil a los alumnos que así lo necesiten a las reuniones de Alcohólicos Anónimos para adolescentes con padres alcohólicos. A veces él paga el campamento de verano a los alumnos que desean ir pero que no pueden costearlo.

¿Por qué hace todo eso un hombre que está en la mitad de sus treinta años?

Con la bendición de su familia y el apoyo de su iglesia, Mark Hennebach, que es blanco, se fue a vivir en una comunidad predominantemente poblada por negros, para poder relacionarse mejor con sus alumnos. No le interesa en absoluto amasar fortuna o ser famoso. De acuerdo a un artículo aparecido en el periódico Chicago Tribune, el altruismo de este profesor «surge de una profunda fe religiosa, de un llamado evangélico que lo ha impulsado» durante toda su vida de adulto.[12]

Hennebach dijo a un periodista que «sé que vivo donde se espera que viva, que trabajo donde se espera que trabaje y que hago lo que se espera que haga». No transgrede los reglamentos de la escuela respecto de la separación de iglesia y estado, pero se ve a sí mismo como un misionero a los niños de doce y trece años de edad que viven en el centro urbano y concurren a la escuela donde él enseña. Tres palabras cuelgan, grabadas en letras rojas, al frente de su aula. Son las palabras que guían sus actividades y que están impresas en las mentes de sus alumnos: gratitud, honestidad y confianza.

Mark Hennebach es un profesor extraordinario; su jefe dice que «camina al ritmo de un tambor diferente, pero es un ritmo agradable».

Mark Hennebach es clara y verdaderamente influyente. El es el modelo para sus alumnos del séptimo grado, como asimismo un maestro ejemplar en temas escolares de enseñanza básica.

Pero no todos los profesores son así y, por esta razón, nuestra elección de profesores es tan importante como la calidad de nuestros líderes. El escritor de Hebreos nos advierte que examinemos meticulosamente a nuestros maestros: «No os dejéis llevar de doctrinas diversas y extrañas».[13]

La Biblia establece elevados estándares para los maestros: «No os hagáis maestros muchos de vosotros, sabiendo que recibiremos mayor condenación» (Santiago 3:1).

Un buen profesor como Mark Hennebach puede ser verdaderamente influyente para el bien de las vidas de sus alumnos, uno de los cuales, de apenas doce años, dijo: «El es el mejor profesor que he tenido; nos enseña cosas que yo no sabía que podía aprender. Nos ayuda con la geometría; a mí me está empezando a gustar, cuando antes la odiaba». En cambio, un profesor de mala calidad puede destruir los intereses, la creatividad, la motivación para aprender o la autoestima de los alumnos.

Estar alerta en caso de doctrinas extrañas. Piense en sus profesores; probablemente hubo algunos que lo impactaron perdurablemente y para bien. Otros pueden haber dejado cicatrices que aún le duelen. Peor todavía, los profesores de religión pueden dañar las vidas espirituales de la gente dirigiéndolos a grandes errores teológicos. Jeremías y Ezequiel se cuentan entre los profetas del Antiguo Testamento que proclamaron valientemente la verdad de Dios. Estuvieron en medio de falsos maestros, quienes decían a la gente lo que la gente quería oír. El pueblo de Israel ignoró a los verdaderos maestros de Dios, escuchó a los falsos profetas y se enfrentó a la destrucción y a la muerte debido a las opciones que prefirió.

En su última carta Pablo advertía a Timoteo sobre el futuro, dándole instrucciones que deben ser tomadas en serio por todo maestro cristiano: «...que prediques la palabra; que instes a tiempo y fuera de tiempo; redarguye, reprende, exhorta con toda paciencia y doctrina. Porque vendrá tiempo cuando no sufrirán la sana doctrina, sino que teniendo comezón de oír, se amontonarán maestros conforme a sus propias concupiscencias, y apartarán de la verdad el oído y se volverán a las fábulas. Pero tú se sobrio en todo».[14]

Todos somos maestros en cierto sentido, aunque jamás estemos al frente de un curso. Los padres son maestros. Los empleadores son maestros. La gente de los medios de comunicación cumplen el rol de maestros. Todos somos responsables de ser cuidadosos con lo que transmitimos al prójimo.

Pero todos somos alumnos también. Necesitamos ser sobrios en todo, como Timoteo, y cerciorarnos que nuestro pensar es claro en esta época en que estamos rodeados por toda clase de extrañas doctrinas. Algunas de las ideas de la Nueva Era tan en boga hoy suenan incitantes y convincentes pero suelen proceder del misticismo oriental, carente de Cristo en absoluto. Algunas doctrinas extrañas proceden de maestros, críticos sociales, autores de libros de ayuda a sí mismo o los compositores de música popular y también de los programas televisivos de diálogo y conversación. A veces la doctrina viene de predicadores que ni siquiera pueden estar conscientes de cuán desviadas de la verdad bíblica están sus ideas herejes.[15]

Si no somos precavidos podemos ser descarriados fácilmente por toda clase de extraños maestros, y cuando eso acaece resulta difícil influir para bien en el prójimo.

Evalúe lo que dice su maestro. He conocido a personas en el curso de los años que son expertos en descubrir errores teológicos. Son diestros para señalar las debilidades de los falsos argumentos que suenan convincentes. Llenos de conocimientos bíblicos y conscientes de los principios de la lógica, estos cristianos pueden detectar las herejías y las contradicciones lógicas que nosotros, el resto, ni siquiera notaríamos. Cuando los sectarios, los ateos y otros por el estilo plantean preguntas difíciles, escriben artículos o hablan en los debates, mis amigos pueden dar respuestas convincentes, cuidadosamente razonadas. A veces escriben libros para ayudarnos a los demás a cuidarnos de los maestros engañadores, pero muchos de esos libros son de lectura pesada y difíciles de entender para los que no somos expertos.[16]

Muchos somos los que no podemos varias dedicar horas diarias al estudio de las Escrituras para así entender las herejías, pero hay ciertas maneras por las cuales podemos evitar los errores y los persuasivos argumentos de los falsos maestros:

• Averigüe los antecedentes del profesor en lo tocante a preparación y credenciales. Puede enterarte de muchas cosas sabiendo dónde trabaja o dónde estudió el maestro, quién publica sus libros y quién le patrocina sus conferencias. Sea especialmente cauto con las personas que mantienen ocultos o equívocos sus antecedentes generales de familia, preparación y afiliaciones.

• Fíjese en quiénes cita el maestro y de qué manera maneja las citas. Ponga especial cuidado con la manera en que usa la Biblia. Hace muchos años un sicólogo de nombre O. Hobart Mowrer argumentó que la iglesia de los primeros tiempos fue capaz de ayudar al prójimo porque los miembros se confesaban sus faltas unos a otros. Para dar crédito a sus palabras citó Santiago 5:16 como prueba, pero usó solamente parte del pasaje, ignorando el contexto. Santiago escribía sobre la oración, cosa que Mowrer nunca mencionó porque no creía en orar a un Dios personal. Tenga cuidado con la gente que saca de su contexto los versículos de la Biblia o las citas de otros autores.

• Tenga cuidado con quiénes destacan continuamente una parte de las Escrituras (como sanidad, evangelización, profecía, amor, el Espíritu Santo o el juicio divino) descartando o mencionando muy rara vez el resto. La sana doctrina bíblica es equilibrada. Los buenos maestros de la Biblia no ignoran partes de la Biblia cuando no les parece conveniente.

• Tenga mucho cuidado con los que hacen declaraciones dogmáticas generalizadas. Un amigo siquiatra me dijo una vez: «Todos los carismáticos son histéricos», una generalización dogmática carente de validez. Los investigadores no han demostrado diferencias en el grado de estabilidad de los cristianos carismáticos y los que no lo son. Las personas que se expresan así suelen manifestar sus opiniones personales muy fuertes, ignorando importantes hechos documentados.

• Fíjese cómo responde el maestro a la crítica. Todos nos ponemos defensivos a veces, pero cuando el profesor no escucha la crítica ni evalúa la evidencia contradictoria, puede ser rígido, de criterio cerrado y equivocado.

• Mire a los alumnos del profesor. Jesús nos advirtió contra los falsos maestro que lucen bien y se oyen bien. Algunos formulan declaraciones proféticas, expulsan demonios y realizan milagros pero no conocen a Cristo personalmente. Siempre se puede reconocer un árbol por su fruto, dijo Jesús. De manera similar podemos reconocer, a menudo, la falsa doctrina por las acciones y actitudes de aquellos que las aprenden. Los falsos maestros no producen santos cuyas vidas muestren el fruto del Espíritu.[17]

• Ayúdese con autores confiables o pida ayuda a personas en quienes confíe. Luego de escuchar unos cuantos sermones, podrá usted comenzar a discernir si su pastor está suficientemente informado para guiarlo debidamente. A veces el encargado de una librería cristiana prestigiosa puede recomendar un libro o un autor cuyas ideas pueden ser confiables. Busque en su alrededor y encontrará cristianos sabios en quienes pueda confiar, capaces de guiarlo a tomar buenas decisiones.

• Estudie la Biblia en forma consistente. Robewrto y Gretchen Passantino, expertos en sectas, cuentan en uno de sus libros lo que pasó a Joe, un joven que se presentó para trabajar con ellos, dejando en claro desde el comienzo que él no era teólogo: «No sé lo que es la epistemología; nunca he visto un predicado nominativo anártrico y el volumen de teología sistemática que poseo me sirve para mantener la puerta abierta. No soy capaz de argumentar en forma intelectual, como ustedes, pero sí quiero ayudar a la gente a conocer al Jesús real de verdad».[18]

Dios tiene una manera maravillosa de usar a las personas que lo aman y que procuran entender su Palabra. Joe no tenía un título universitario ni de seminario al cual jamás asistió. Tampoco estaba ordenado, pero amaba a Dios. Sabía lo que dice la Biblia y se interesaba por la verdad. Su conocimiento de la Biblia y el haber frecuentado a creyentes compasivos, maduros, bien informados le evitaron descarriarse con toda clase de extrañas doctrinas. Rápidamente aprendió cómo ayudar a los otros a distinguir el error de la verdad.

Joe es un creyente verdaderamente influyente que no se deja obnubilar por la falsa doctrina. Nosotros debemos cuidarnos de ser así.

Características destacadas del capítulo

- Los que son verdaderamente influyentes aprenden de los líderes. Busque personas verdaderamente influyentes que sean buenos modelos. Decida ser verdaderamente influyente y que pueda ser ejemplo para los demás.

- Hoy no contamos con muchos buenos modelos, en parte porque las vidas de muchas personas están desequilibradas. Hay fuerza en el equilibrio.

- Para mantener nuestras vidas equilibradas y mantenernos en una rendición de cuentas responsable, cada uno de nosotros necesita una «junta de directores» a nivel personal.

- Los que efectivamente son verdaderamente influyentes seleccionan a sus maestros con toda minuciosidad y aprenden de ellos. Tenga cuidado con las extrañas doctrinas y evalúe cuidadosamente lo que dicen sus maestros.

- Para evaluar a los profesores, entérese de sus credenciales. Fíjese en quiénes citan y en qué forma usan las citas. Esté alerta ante la enseñanza desequilibrada que destaca algunas partes de la Escritura pero descarta el resto. También cuídese de las declaraciones generalizadas y dogmáticas. Fíjese cómo responde el profesor a las críticas y observe a sus alumnos. Consiga ayuda de profesores y escritores en quienes pueda confiar. Estudie la Biblia en forma consistente.

13
Conságrese a orar

Ya han pasado casi diez años desde la mañana de aquel sábado en que sonó nuestro teléfono y la persona que llamaba me avisó que no iba a tener que dar mi clase de Biblia al día siguiente. Un intruso había entrado de alguna forma a nuestra iglesia en la noche del viernes y la había incendiado; el santuario quedó totalmente destruido y todos los miembros se iban que reunir el domingo en el gimnasio de una escuela vecina.

Pocas semanas después del incendio, cuando la congregación aún consideraba los planes para la reconstrucción, me pidieron que diera unas conferencias sobre la oración, a lo que me resistí porque nadie está calificado como experto en oración. Sin embargo, luego de un poco de amistosa persuasión, accedí; la persona que más aprendió sobre la oración fui yo mismo.

Principio número catorce
Conságrese a orar

Resulta más fácil escribir sobre la oración que orar; más fácil estudiar libros sobre la oración, leer sermones y pasajes de la Biblia sobre el tema de la oración que darse el tiempo para acercarse a Dios en oración. De todos modos, el escritor de Hebreos pedía oración y escribió: «Orad por nosotros... Y más os ruego que lo hagáis así».[1]

Al preparar mis charlas aprendí todo lo que pude de otras personas, dediqué mucho tiempo a orar y descubrí varias cosas muy interesantes.

Orar es un trabajo. Hace varios años me llegó a las manos un libro llamado *La lucha de orar*, título que me sorprendió. Yo experimentaba problemas para dedicar tiempo a orar y evitar que mi mente divagara, pero nadie me había sugerido que la oración podía ser una lucha para todos nosotros.[2]

John Knox definió la oración como «una conversación honesta y familiar con Dios». Orar quita tiempo a nuestros ocupados horarios; demanda quedarnos quietos en silencio aunque nuestra sociedad ve la quietud y el silencio como pérdida de tiempo. La oración parece ser una actividad antinatural, una interrupción vergonzosa de nuestras vidas que transcurren por la vía rápida.[3] Es probable que el diablo esté haciendo cosas para que nuestros esfuerzos por orar no resulten, puesto que la oración es un sabotaje a sus estratagemas. A menudo nos sucede que nuestros períodos de oración son interrumpidos por teléfonos que suenan, distractores ambientales y mentes que divagan. ¿Sorprende que la oración sea una lucha?

Hay unas pocas técnicas (quizá *trucos* sea una palabra más adecuada) que me sirven de ayuda en la lucha de la oración.

Personalmente dispongo un período para orar cada día. Lo hago temprano en la mañana, antes que empiece a sonar el teléfono y comiencen las interrupciones. Trato de orar siempre en el mismo lugar, por lo menos cuando estoy en casa. Me gusta escribir una oración casi a diario, porque si escribo concentro mi atención y evito que mi mente divague. A menudo uso una libreta pequeña, donde tengo anotados pedidos de oración, ordenados por nombre de las personas y los temas. Otra parte de la libreta está dividida en siete columnas donde anoto preocupaciones especiales y personas específicas a quiénes llevo ante Dios en diferentes días de la semana; también llevo una lista de pedidos específicos de oración y hago una marca cuando Dios responde.

Puede que esto, que me sirve, no sea útil para usted,

pero se trata de encontrar una estructura que le exija rendir cuentas en forma responsable y lo ayude a manejar el trabajo que caracteriza a la oración.

La oración empieza con Dios. Me resistí a creer esto cuando me topé con ella por primera vez.[4] Siempre había tendido a ponerme en la presencia de Dios para decirle lo que yo necesitaba; me liberó darme cuenta que Dios puede querer comunicarse conmigo. Ahora me doy cuenta que un período de oración empieza pidiendo a Dios que guíe mi pensar y el contenido de mis oraciones.

Esto significa que la oración presupone adorar y alabar en forma callada y tranquila, lo cual concentra mi mente en quién es Dios y cómo es El. También significa que la oración puede ser guiada por la Biblia; por ejemplo, leer un salmo puede dirigir nuestra mente a varios atributos de Dios, los que a menudo anoto en mi libreta. La oración debe abarcar la rendición personal a la dirección y voluntad soberana de Dios. No cuesta gran cosa decirle a Dios lo que queremos o necesitamos, pero El se interesa más por guiarnos que por lo que creemos necesitar.

Dado que la oración empieza con Dios, presupone escuchar, para lo cual a veces empiezo orando o escribiendo con algo como esto: «Señor, pon en mi mente lo que tú quieres que yo escriba y que te diga». Parece que él implanta ideas en mi mente de modo que mi período de oración toma direcciones que resultan inesperadas, y que a mí ni se me hubieran ocurrido. A medida que voy entendiendo más sobre el orar, espero inclinarme menos a decir «dame» y más a decir «cámbiame».

Aprendemos a orar. Los discípulos le pidieron a Jesús que les enseñara a orar pues, evidentemente, vieron algo en la vida del Señor que querían y necesitaban, de modo que pidieron una manera de acrecentar su intimidad con el Padre.

Podemos aprender sobre la oración mediante libros, escuchando charlas y conferencias al respecto, leyendo los respectivos pasajes bíblicos, sin embargo debemos incluir en nuestro aprendizaje la experiencia misma de orar, porque nosotros aprendemos cuando hacemos.

La oración está unida a la acción. La oración no es algo que ocupa un rincón remoto de la vida sino que interviene en la realidad del diario vivir, del cual trata. Las actividades y las oraciones diarias iban juntas en la vida de Jesús, quien antes de decidir algo o emprender algún ministerio se daba tiempo para orar y descansar; luego de orar se dedicaba a la acción efectiva: predicar, enseñar, sanar, satisfacer las necesidades de la gente. Rowland Croucher dice que «orar por algo y dejarlo a Dios puede ser una salida antibíblica respecto de una situación; la oración no es una alternativa a la acción de combate, sino que acompaña a ésta». En la vida de Jesús la oración y la acción permanecen en un saludable balance.[5]

En cuanto entendemos la importancia de la oración, es más probable que oremos a una hora específica cada día, disciplina que estimulará otras oraciones espontáneas, cortas, mientras hacemos nuestras actividades diarias. La oración se convierte en una comunicación continuada entre el cristiano y su Creador.

La oración es crucial para el cristiano que influye favorablemente en otros; nuestros esfuerzos honran a Cristo y son perdurables cuando nos guía el soberano Dios.

A veces, orar es lo único que podemos hacer para ser verdaderamente influyentes. A veces orar es también lo más efectivo que podemos hacer.

Juntemos todo

El pueblo de Dios en el Antiguo Testamento tuvo un complicado sistema de rituales y sacrificios para expiar por sus pecados y poder ponerse a sí mismos bajo el favor de

Dios nuevamente. Cuando el Hijo de Dios, Jesucristo, vino a la tierra, se acabó la necesidad de esos sacrificios. Cristo «padeció una sola vez por los pecados, el justo por los injustos para llevarnos a Dios».

La mayor parte del libro de los Hebreos trata este tema; allí leemos que Cristo «se presentó una vez para siempre por el sacrificio de sí mismo para quitar de en medio el pecado».[6]

Los cristianos creemos que podemos tener el perdón de pecados y la vida eterna debido al sacrificio de Cristo; ya no tenemos que seguir confiando en las elaboradas ofrendas sacrificiales que fueron centrales en la vida religiosa judía.

Hoy el sacrificio que Dios nos pide es diferente; sacrificio que no es para pagar por nuestros pecados pues Cristo ya pagó. Dios quiere, en cambio, que le presentemos nuestros cuerpos y nuestras mentes «en sacrificio vivo...» para que podamos hacer «la buena voluntad de Dios, agradable y perfecta».[7]

Casi al final del libro de los Hebreos hay una declaración sobria referida a los sacrificios que resume todo lo que he dicho en estos capítulos: «Así que ofrezcamos siempre a Dios, por medio de él, sacrificio de alabanza, es decir, fruto de labios que confiesan su nombre. Y de hacer bien y de la ayuda mutua no os olvidéis; porque de tales sacrificios se agrada Dios».

Si quiere ser verdaderamente influyente y complacer a Dios con lo que hace, tome el hábito de alabarlo y de hacer el bien al prójimo.[8] Cuando enfocamos nuestra vida en complacernos a nosotros mismos o en agradar a terceros vamos a terminar, en última instancia, sintiéndonos vacíos y sin realizar. Si decidimos llevar vidas que agraden a Dios, encontraremos la paz interior, el profundo sentido del gozo y la verdadera realización que satisface. Los que complacen a Dios son la mejor clase de personas influyentes.

Gilbert Bilezikian quiere ser uno que complace a Dios;

él admite libremente (como todos nosotros) que no ha logrado su meta, pero pocos son los que yo admiro más que este hombre a quién casi todos llaman doctor B.

Quizás usted nunca haya oído de este tranquilo y sensible caballero de acento francés. Sus colegas de la universidad, donde ahora tiene una cátedra, lo conocen como erudito, cuyos influyentes –y a veces polémicos– libros y artículos son minuciosamente investigados. Su obra académica es significativa pero mayor ha sido su influencia en las vidas de sus alumnos.

Hace muchos años el doctor B tuvo un curso bíblico con jóvenes a punto de graduarse, los cuales se habían inscripto porque era requisito para el título. Este profesor enseñó bien su tema mientras que planteaba, amablemente, toda clase de inquietudes que preocupaban a algunos alumnos, preguntando, por ejemplo: «¿Qué vas a hacer con tu única vida que dura para siempre?»

Un alumno estaba seguro que conocía la respuesta a esa pregunta, hasta que se confrontó con ella. EL tenía pensado titularse lo más rápidamente posible y volver al lucrativo negocio de su familia en otro estado, pero las clases del doctor B. le plantearon un reto a ese cómodo plan suyo y el alumno tomó la difícil decisión de cambiar la dirección de su carrera.

Con la ayuda de su profesor y de otros pocos visionarios compañeros, el joven se encargó de dirigir a un grupito de personas que fundó una iglesia pensada para llegar a un sector secular de gente profesional, de altos ingresos, que no tenía iglesia y que vive en los suburbios de grandes ciudades –una zona residencial al norte de Chicago. La nueva congregación comenzó a reunirse en un teatro y creció rápidamente. Hoy la Iglesia de la Comunidad de Arroyo del Sauce es una de las congregaciones más grandes y más efectivas de los Estados Unidos. Ha alcanzado a miles de personas, ganándolas para Cristo. Su enfoque del discipulado, sólidamente bíblico aunque desacostumbrado y refrescante, ha llamado la atención de todo el mundo. Su muy respetado pastor titular, Bill Hybels, es el alumno del cual hablé en párrafos anteriores, quien fue desafiado y ha sido exhortado consistentemente por su ex profesor, el doctor B.

Puede que el doctor B no se dé plena cuenta, pero su ejemplo ha inspirado a mucha gente; a su familia entre otros, a cientos de colegas profesionales y estudiantes, a muchos de los que van a la Iglesia de la Comunidad del Arroyo del Sauce, a mí también. Debido a su impacto me he vuelto más dedicado a desafiar a *mis* estudiantes a que piensen seriamente lo que planean hacer con sus únicas vidas que duran para siempre. Gilbert Bilezikian ha sido verdaderamente influyente con su ejemplo, sus palabras y con su consistente determinación para complacer a Cristo.

Recapitulemos

En los diez capítulos anteriores hemos revisado catorce principios, tomados de Hebreos, que caracterizan las vidas de las personas verdaderamente influyentes, principios que resumo en la lista que sigue.

Cómo ser verdaderamente influyente

1. La mentalidad recta: obténgala y manténgala (Hebreos 12:1).
2. El despojo del pecado: trabaje sin parar para despojar su vida de pecado (Hebreos 12:1).
3. Fíjese algunas metas y aférrese a ellas (Hebreos 12:1).
4. Fije sus ojos en Cristo (Hebreos 12:2).
5. Espere resistencia (Hebreos 12:3, 7, 12).
6. Edifique relaciones (Hebreos 12:14).
7. Mantenga la perspectiva mirando el largo plazo (Hebreos 12:16, 17).

8. Ayude a las personas (Hebreos 13:1, 3).
9. Muestre hospitalidad (Hebreos 13:2).
10. Sea un constructor de matrimonios (Hebreos 13:4).
11. Conténtese con lo que tiene (Hebreos 13:5).
12. Aprenda de los líderes (Hebreos 13:1, 17).
13. Elija cuidadosamente a sus maestros (Hebreos 13:9).
14. Conságrese a orar (Hebreos 13:18, 19).

Tercera parte
Ser influyente en la vida diaria

14
Familias verdaderamente influyentes

Carrie B. Ponder recibió un premio no hace mucho.

Ella no esperaba que otras personas se dieran cuenta de lo que hizo, pero su fotografía y la crónica de los cometidos cumplidos aparecieron en la primera página de un periódico importante.

El hombre que entregó el «Premio para adultos por misión cumplida» a la señora Ponder dijo: «Criar sola un niño es bastante difícil, pero criar ocho es aun más difícil; y hacerlo en el centro de la ciudad, donde parece imposible cualquier clase de apoyo para niños, es evidentemente imposible. No obstante Carrie Ponder lo logró y la saludamos hoy por esa razón».

Hace más de quince años, cuando el marido de la señora Ponder la dejó, su hija menor recién dejaba de usar pañales y el mayor, Rhinold, era aún un adolescente. La joven madre sabía que su vida no iba a ser fácil pero sus abuelos de Mississippi le habían enseñado una lección básica: confía en ti y trata de encontrar recursos en la comunidad. Ella pudo conseguir una serie de trabajos –cuyas remuneraciones eran bajas– a menudo en las mismas escuelas adonde asistían sus hijos. Usó cupones para comprar comida para la mesa familiar y buscó toda clase de oportunidades para alimentar las mentes de sus hijos. Cada fin de semana ella buscaba en los periódicos algún espectáculo como obras teatrales, museos, hasta ópera, a precios reducidos o gratis.

Carrie manifestó a un periodista: «Cuando el dinero

escaseaba, yo empaquetaba el almuerzo, íbamos a un parque y luego nos quedábamos cerca del Museo de Artes. A veces viajábamos en ómnibus de un extremo a otro de la ciudad y conversábamos sobre la arquitectura». La familia miraba el noticiero televisivo de la noche y a la mañana siguiente, mientras desayunaban, conversaban sobre los sucesos mundiales, sobre las cosas que acontecían mucho más allá de su pobre vecindario.

Una vez tuvieron que mudarse del departamento de tres dormitorios que arrendaba Carrie porque sus ancianos dueños vendían el edificio. No le fue fácil encontrar una vivienda a su alcance para tan numerosa familia, pero en su momento encontraron un departamento en el peor barrio de todos los que habían conocido. A la semana se incendió el edificio y la familia Ponder perdió todo, aunque ellos salieron ilesos, de modo que trataron de olvidar esa pérdida. Ayudados por la Cruz Roja y unos amigos, encontraron otra vivienda donde todavía vive la madre.

Ninguno de los hijos de esta decidida señora dejó los estudios ni se volvió drogadicto o delincuente. Sus hijos e hijas que ahora tienen de dieciocho a treinta y un años son estudiantes o graduados universitarios de instituciones prestigiosas como Princeton, Northwestern, Universidad de Chicago y Universidad de Pennsylvania. El mayor es abogado; la menor, bailarina en el conjunto de danza norteamericana de Alvin Ailey, en la ciudad de Nueva York.

Uno de los hijos de Carrie dijo, luego de la ceremonia de entrega del premio: «Aunque pobres en dinero no lo fuimos de mente ni espíritu; nuestra madre sentó el ejemplar precedente del liderazgo».

Otro expresó: «Se puede tener mucho dinero pero mi mamá crió ocho hijos que son miembros productivos de la sociedad; para mí, no hay persona más rica en el mundo».

Quisiera haber estado ahí para aplaudir cuando le entregaron el premio.[1]

Carrie Ponder ayudó a sus hijos a derrotar al infortunio mediante su persistencia y determinación. Ella ha sido verdaderamente influyente en donde más importa: su propia familia.

Drogas y problemas domésticos

Los niños Ponder presenciaron la ruina de las vidas de muchas personas y familias debido a la adicción a drogas, rasgo común en las áreas céntricas de las ciudades desde hace mucho tiempo, y que ahora empieza a difundirse hacia los suburbios residenciales. Los problemas de la droga y el alcohol son tan prevalecientes que los empleadores y los organismos de gobierno han organizado carísimos programas de exámenes y rehabilitación.

Sin embargo, no hace mucho que los resultados de esas investigaciones, financiadas por el mundo empresarial en general, empiezan a señalar que las conducta adictiva –alcoholismo y dependencia de sustancias químicas o drogas– es el problema principal que constituye una plaga en el trabajo.[2] Es sumamente probable que la productividad y la concentración en el trabajo se vean afectadas por los conflictos domésticos; doquiera vivan o trabajen, los empleados se ven afectados por las tensiones resultantes de problemas matrimoniales, divorcios, preocupaciones financieras o problemas con los hijos. Las dificultades domésticas pueden conducir hasta la drogadicción con ciertas excepciones, como es de esperar, pero por lo general tiene menos probabilidades de volverse adicta la persona que tiene una familia que la apoya y que lleva una vida hogareña estable.

Me sorprende la cantidad de artículos en revistas profesionales, libros populares, seminarios, que se enfocan en la vida familiar. Retiros de iglesias, fines de semana para enriquecimiento del matrimonio y docenas de programas televisivos de diálogo, que reciben llamadas de los televidentes, tratan de enfocar nuestras dificultades en el hogar.

Los temas que cubren son muy variados: maltrato físico, divorcio, infidelidad, incesto, quiebres de la comunicación, SIDA, dinero, familias adoptivas, padres mayores, problemas escolares, hogares disfuncionales. Esos y toda una amplia gama más de otros asuntos irrumpen en la vida familiar causando perturbaciones.

A veces parece que nadie puede escapar. ¿Puede alguien ser criado en una familia sin ser lastimado? La mayoría de nosotros nos sentimos, a veces, fracasados en nuestras relaciones familiares. Vamos a las bodas y nos preguntamos si estos nuevos matrimonios van a sobrevivir. Traemos niños al mundo y esperamos «que salgan bien», aunque todos los padres razonables abrigan inseguridades sobre el futuro de sus hijos e hijas. No nos sorprende ya que los consejeros matrimoniales y los terapeutas familiares existan en gran cantidad porque sabemos lo difícil que es edificar matrimonios sólidos y buenas familias en un mundo que está desgarrando constantemente esas relaciones.

Pese a todo Dios nos sorprende muchas veces usándonos para ser verdaderamente influyentes en el hogar.

Pensé en eso no hace mucho, cuando oí a una señorita, Nancy Beach, contar a su congregación acerca su padre. Puede que este hombre nunca se haya ganado premios por sus actividades de padre, pero sí fue verdaderamente influyente en la vida de su hija.

La joven dijo en su homenaje: «El me dio tiempo. Me dio la seguridad mientras yo crecía». El enseñó a su familia valores muy claros: criterios de bien y mal para nada ambiguos. Con el transcurso del tiempo se volvió en modelo para la clase de marido que Nancy Beach iba a encontrar para casarse. Por la clase de vida que llevó –y que lleva– este padre permitió que su familia vislumbre cómo es el Padre Celestial.

Algunas personas nunca tuvieron padres así; otros sienten que nunca podrán ser padres o madres capaces de ejercer tal positiva influencia en sus familias, pero la pasión creativa de Carrie Ponder y la tranquila influencia del padre de Nancy Beach muestran que podemos superar los obstáculos y ser verdaderamente influyentes en casa. Nunca es demasiado temprano ni tarde para empezar.

El desafío de ser favorablemente influyente en la propia familia

A poco andar de sus comienzos, la Biblia nos presenta a un hombre llamado Abraham, y a su esposa, Sara. Dios prometió repetidamente a Abraham que él iba a ser el padre de una gran nación; la descendencia de Abraham sería tan numerosa como las estrellas del cielo o los granos de arena de la playa. Puede que en toda la historia nadie más haya recibido tanto potencial para ser verdaderamente influyente en su familia.

Pero las cosas no fueron tan fáciles para Abraham y Sara, quienes tuvieron que encarar muchos obstáculos, incluso algunos problemas familiares parecidos a los que muchos enfrentamos hoy.

Para empezar, Dios prometió muchísimos descendientes pero Abraham y Sara no tenían hijos pues, evidentemente tenían problemas de fertilidad. En esa época, el no tener hijos era considerado como manifestación del desagrado de Dios. Bien difícil ser verdaderamente influyente en casa si quieres hijos, pero ella, la esposa, no logra quedar embarazada.

Algunas personas que los conocían deben haber pensado que Abraham tenía problemas con la desorientación de su vida. Dios le había dicho que reuniera todo lo que poseía, sus animales y sirvientes para llevar a cabo una tremenda mudanza. Cuando Abraham obedeció y se puso en camino, no tenía la menor idea de su destino pero fue por fe, esperando que Dios lo guiara. Hoy admiramos el valor de Abraham, no obstante solemos criticar a otras personas que creen y confían en el mismo Dios, rotulándolos de irresponsables. Nos parece que andan a la deriva, sin metas evidentes ni orientación visible, sino que continúan tratando de descubrir las sendas que Dios tiene para ellos.

¿Habrá pensado alguno de sus vecinos que la inestabilidad era un problema para Abraham, que vivió en el extranjero, habitaba en carpas en lugar de una casa sólida con cimientos, que andaba de aquí para allá? Sabemos que las raíces son importantes para que las familias se sientan seguras y estables, pero en nuestra complicada sociedad puede ser difícil estabilizarse. Es difícil encontrar una vivienda decente a precio razonable; a veces es imposible seguir en el mismo trabajo o barrio por largo tiempo.

Abraham tuvo un problema de deshonestidad mientras estuvo en Egipto. Sara era tan hermosa que su marido tuvo miedo que se la robaran y él fuera asesinado por algún celoso pretendiente, por lo cual Abraham fingió que Sara era su hermana, engaño que resultó casi desastroso. La deshonestidad puede ser igualmente devastadora en los tiempos modernos, especialmente cuando somos deshonestos en y con nuestras familias.

La Biblia nunca dice en forma directa que Abraham y Sara pueden haber tenido, también, problemas de impaciencia, lo que resulta comprensible. Seguían sin tener hijos cuando llegaron a edad avanzada, por lo que Sara quiso solucionarlo haciendo que su marido tuviera relaciones sexuales con una de sus sirvientas, Hagar, para que ésta tuviera los hijos que iban a cumplir la promesa de Dios. Cuando Hagar quedó embarazada, Sara se enojó, y después echó a la joven madre con su hijo al desierto. ¡No todo fue tranquilo en la familia de Abraham! Muchos pueden entender hoy el problema de la impaciencia con sus concomitantes tensiones familiares.

Abraham tenía cien años y Sara ya estaba en los

noventa y tantos cuando nació Isaac, el tan largamente prometido hijo. Debe haber sido todo un desafío criar un hijo a edad avanzada, tanto para los padres como para el hijo. Claro, ser padres puede ser difícil a cualquier edad.

Sin embargo Abraham aprendió algunas lecciones valiosas a través de todo esto, las que sirven a cualquiera de nosotros que desee ser verdaderamente influyente en su familia. Abraham aprendió lo importante que es obedecer a Dios. El empacó sus posesiones y se mudó, aunque no sabía adónde iba, porque Dios le había dicho que se fuera.[3]

Abraham aprendió a mantener a su familia sin tratar de quedarse con todo, aunque esto fuera inconveniente y desventajoso para él. Cuando Abraham y su sobrino Lot decidieron separarse, el más viejo dejó que el más joven eligiera dónde vivir. Lot prefirió la tierra más fértil y dejó el resto a su tío. Tiempo después Lot fue capturado y le robaron todo lo que tenía, pero el tío Abraham acudió a rescatarlo. Lot regresó así a sus parientes y recuperó lo que le habían robado.[4]

Abraham aprendió que fracasamos cuando intentamos manipular las circunstancias. Sara fue la de la idea que Abraham fuera padre haciendo un hijo a la sirvienta Hagar, pero Abraham no parece haberse opuesto mucho a esto que no era lo que Dios quería, de modo que este plan «mal concebido» tuvo por consecuencia mucho dolor y penurias.[5]

Quizá lo más importante sea que Abraham aprendió que Dios es confiable. Sara tuvo un hijo a pesar de la esterilidad y la vejez. Abraham descubrió por experiencia propia que nada es muy difícil para el Señor, ni siquiera hacer que una mujer vieja quede embarazada y tenga un hijo. Más adelante, Abraham no se resistió cuando Dios le dijo que sacrificara a su tan largamente esperado hijo Isaac; el anciano ya había aprendido que Dios dirige y manda todo, por lo que iría a encargarse de la seguridad de Isaac. El supuso que Dios iba a proveer en el momento oportuno a la mujer adecuada para Isaac cuando éste llegó a la edad de casarse; mandó a un sirviente a buscar a su futura nuera sin dar indicios que esta misión pudiera fracasar. Poco era lo que Abraham vio concretado de la promesa de Dios respecto a edificar una gran nación a partir de los descendientes de Isaac cuando tuvo que morir, pero el tiempo transcurrido ha demostrado que Dios hizo lo que prometió.[6]

A nosotros nos cuesta mucho aceptar y mantener ideas como éstas cuando las cosas no salen como lo esperamos y cuando Dios parece tan lejano. Como vimos en capítulos anteriores, Dios no promete mantenernos libres de pruebas ni librarnos inmediatamente de las circunstancias que se ponen difíciles pero Dios promete estar con nosotros[7] y él es absolutamente confiable. Lo que nosotros consideramos desastroso puede ser usado para bien por Dios.

Hace varios años puede comprobar esto en la vida de una pareja sin hijos, cuya fe y dependencia de Dios impactaba perdurablemente en muchas vidas, incluso la mía.

David Smith era un seminarista que se reunía semanalmente en mi oficina con un pequeño grupo que acostumbraba a compartir y orar. David era uno de los mejores alumnos que he tenido; todos los que lo conocían quedaban muy agradados con él, cosa que sigue siendo igual. El era amistoso, se llevaba bien con todos, de buen parecer, preocupado por la gente, evidentemente seguro de sí mismo y profundamente comprometido para servir a Cristo. Su esposa, Nancy, era más callada pero igualmente idónea, dedicada y agradable.

Una primavera nos anunciaron, para deleite general, que pronto iban a tener su primer hijo, pero no pasó mucho hasta que los jóvenes padres descubrieron que el bebé se desarrollaba normalmente en todo aspecto, salvo que iba a nacer sin cerebro ni cráneo.

Los médicos concordaron unánimes en recomendarles que terminaran el embarazo pero eso no era opción para los Smith, quienes siempre se habían opuesto al aborto. En cambio, decidieron orar. Empezaron por pedir consejo sobre cómo orar y concluyeron que debían rogar por sanidad; luego de haber levado el problema a los mejores médicos del lugar fueron al Gran Médico. Entonces pidieron a sus amigos que oraran por sanidad para ellos.

No creo que yo fuera el único que pasó momentos difíciles con ese pedido. Mi esposa y yo habíamos llegado a quererlos en realidad; ninguno de nosotros dudaba que el Dios que había obrado tan maravillosamente en la vida de Abraham, podía también hacerlo en el cuerpo de ese pequeño bebé aún nonato. Pero, ¿eran irreales los padres al pedir a sus amigos que «rogaran a Dios producir un bebé completo, sano y normal; uno que pudiera andar y hablar y aplaudir y cantar y pensar y razonar y oír y ver, tal como cualquier otro niño?»

Conversamos esto en nuestro grupito de los miércoles. Dave y Nancy estaban bien conscientes que Dios podía no sanar. Su fe y confianza en Dios no dependía de un milagro. Ellos creían que Dios era confiable, que su voluntad se iba a hacer y que El sería honrado en forma independiente del desenlace de ese embarazo. Pero los Smith creían también que su calidad de padres les exigía pedir a Dios que interviniera milagrosamente.

La doctora que atendía a la joven pareja dejó el caso porque, en su mente, consideraba que el bebé ya estaba muerto. Otros médicos no quisieron encargarse del caso y esta pareja se quedó sin apoyo médico hasta que encontraron un doctor que estuvo dispuesto a ponerse del lado de ellos y encargarse de vigilar el embarazo.

El bebé llegó al término completo del embarazo, pateando y moviéndose dentro de la madre, como todos los bebés en las semanas anteriores a nacer. Luego de un parto largo y difícil, nació una niña, de rasgos finos y piel suave que fue abrazada brevemente por su padre y su madre, que lloraban, pues Bethany Joy Smith había muerto porque no tenía cerebro.

Dave y Nancy Smith estuvieron de profundo duelo en las semanas siguientes; hubo muchas lágrimas y profunda tristeza pero sin remordimientos por su hija que había vivido en la matriz, pasado unos instantes con sus padres terrenales y partido a estar con su Padre Celestial. Al igual que varios cientos de otras personas, mi esposa y yo observamos a esta joven pareja que demostró su fe en la óptima sabiduría de Dios durante y después de un período de sus vidas tan tremendamente difícil. Dios no optó por sanar al bebé de los Smith sino fortalecernos a todos en forma personal y espiritual mediante esta dolorosa experiencia.

En medio de su odiseas, invité a David y Nancy a que hablaran a un grupo de unos doscientos miembros de la iglesia, que estaban más bien contentos de manera egocéntrica, habiendo sido cristianos, en su mayoría, por muchos años. Los Smith accedieron a hablarles antes que naciera su hija y, de nuevo, varios meses después de la muerte de la niña. Nunca antes ni después he visto que ese grupo de creyentes haya sido tan impactado y desafiado por el simple ejemplo de la moderna fe y confianza en Dios.

David y Nancy Smith fueron unos padres jóvenes usados por Dios para ser verdaderamente influyentes en muchas vidas. Quizá ahora su ejemplo lo ha tocado e influido a usted también.

Cuesta ejercer buena influencia en la propia familia

Un joven australiano escribió, no hace mucho de esto, un libro sobre cómo ser feliz e hizo una gira de visitas por las librerías norteamericanas, autografiando ejemplares. El joven se limitó a sonreír cuando alguien le preguntó cuál era el secreto de la felicidad, conducta esperable de un hombre que se autoproclama como experto en la felicidad, y cuyo libro sobre el tema se vende muy bien. «Para ser honesto no digo nada que sea realmente novedoso o diferente», dijo este joven escritor. Si usted quiere ser feliz, de acuerdo al sonriente australiano, debe decidir ser feliz, pensar en forma positiva, rodearse de personas felices, pensar pensamientos sanos, establecerse metas y correr riesgos. Muchos son los que han dicho y escrito lo mismo, pero este feliz autor proclamaba que él «solamente había empaquetado todos esos pensamientos de forma tal que sirvieran».

La mayoría de nosotros hemos leído libros, incluso los que tratan de la familia, que dicen poco o nada nuevo, pero puede que las ideas se presenten en formas novedosas que las hagan realmente útiles. Los autores nos recuerdan cosas que olvidamos muy fácilmente aunque esos conceptos sean vetustos.

No creo que haya fórmulas nuevas y creativas para ser verdaderamente influyente en la propia familia, pero creo que hay ciertos principios antiguos que necesitamos desempolvar y volver a aplicar con periodicidad.

Desarrolle el hábito de mostrar respeto. Los que son verdaderamente influyentes en sus propias familias se respetan unos a otros. El respeto es una actitud, una conducta que abarca, según mi diccionario, tratar al prójimo con cortesía y consideración, poniéndolos en alta estima y expresándoles aprecio.

La Biblia dice que las esposas deben respetar a sus maridos, éstos a sus esposas, los hijos y los padres se deben respetar unos a otros y los cristianos debemos respectar a todos, hasta a los que no creen.[8] Los mejores consejeros respetan a las personas que aconsejan, aunque estas personas cometan errores enormes o se comporten en forma pecadora y necia. No condonamos ni respetamos la conducta pecadora, sino extendemos cortesía y consideración consistentes a las personas creadas a imagen y semejanza de Dios.

Todos tomamos decisiones necias e imprudentes, pero a veces, cuando miramos en retrospectiva, vemos cosas que nos lamentamos. Mi esposa y yo siempre hemos tratado de respetar a nuestras hijas aunque no estemos de acuerdo con algunas decisiones o acciones suyas y cuando nos parece necesario impartirles disciplina. Siempre hemos tratado de evitar los menosprecios, los comentarios sarcásticos, el humor agresivo que muerde o los golpes verbales para nada amables. Hemos orado consistentemente por nuestras hijas (aún seguimos haciéndolo), hemos pedido sabiduría a Dios y hemos procurado amarlos en forma coherente. Al actuar de esa manera hemos podido ser verdaderamente influyentes de la mejor forma posible en las vidas de nuestras dos hijas.

Puede que estés desagradado y molesto con algún miembro de tu familia, pero prueba acordarte lo bueno y digno de respeto que tiene esa persona. Luego, busca las ocasiones para decir cosas positivas que hayas pensado. Zig Ziglar escribió un libro sobre la «crianza de hijos e hijas positivos en un mundo negativo» donde identifica la amabilidad y el respeto como dos de las más importantes características de los padres.

Manténgase consciente de sus propias actitudes. Un comerciante de la localidad donde vivo acababa de poner un enorme cartel en el frente de su tienda: «SE VENDE UNA ENCICLOPEDIA COMPLETA SIN USO. MI HIJO ADOLESCENTE SABE TODO».

Al poco tiempo pasó un motociclista que compró al contado la enciclopedia que vendía este comerciante. El motociclista se llevó por muy poco dinero los veinticinco tomos, ni siquiera abiertos, de la Enciclopedia Británica. El cartel fue un buen turco que sirvió muy bien al propósito de vender esos libros pero, probablemente, de poco o nada sirvió para mejorar la relación de ese padre con su hijo adolescente. Si yo hubiera estado en el lugar del hijo, hubiera interpretado ese cartel como una forma sutil de desprecio.

A veces no logramos ser verdaderamente influyentes en casa debido a nuestras actitudes y nuestras acciones crean divisiones. Jesús dijo a sus seguidores que se examinaran a sí mismos antes de encontrar y señalar defectos en el prójimo.[9]

No serás muy influyente en tu familia si tiendes a ser rígido, hipercrítico, sin disposición a perdonar, prejuicioso, tozudo, exageradamente dedicado a algo, sin disposición a tratar los asuntos difíciles, sumergido en un estilo de vida adicto al trabajo, adicto a la televisión, rápido para enojarte, de mal carácter y descontrolado; nunca dispuesto a admitir que puedes equivocarte, inclinado a mostrar esa actitud del «yo soy más santo que tú». Si a veces te das cuenta que tus actitudes y conductas recuerdan partes de esta lista, como pasa conmigo, pide a Dios y a los miembros de tu familia que te ayuden a cambiar pero prepárate para recibir sorpresas. Muchos estamos enceguecidos a nuestras propias debilidades, cosas que nuestra familia percibe sumamente bien. Si expresas tu disposición a cambiar, tus hijos e hijas y tu cónyuge pueden reunir el suficiente valor para decirte dónde y qué necesitas cambiar realmente.

No pierdas de vista la perspectiva de la otra persona. Había dos cosas que me molestaban muchos cuando nuestras hijas eran adolescentes: las modas que elegían y los pretendientes que preferían. En más de una ocasión ¡ambos aspectos parecían bastante raros!

Una tarde llevaba en el automóvil a la mayor a su trabajo cuando le pregunté, amablemente para que no le pareciera amenazante, el por qué de su pelo erizado, lápiz labial negro y ropa tan suelta.

Ella me contestó con un refrescante despliegue de honestidad adolescente: «No te preocupes Papito, la gente no se viste así cuando llega a los veinte, se trata que estoy pasando por esta etapa y nada más».

Esta etapa duró más de lo que su madre y yo hubiéramos deseado, pero los tres trabajamos para mantener la buena comunicación recíproca, tratando de evitar la conducta manipuladora, defensiva y exagerada en sus reacciones. Cuando no estábamos de acuerdo, tratábamos de ver las cosas desde el punto de vista del otro.

Exprésese con amor y honestidad. ¿Cómo podemos esperar ser verdaderamente influyentes si nunca nos comunicamos? Todo libro sobre consejería matrimonial que está en mi biblioteca dice algo sobre las comunicaciones rotas. Cuando hay problemas en las relaciones suele tratarse de problemas de la comunicación.

La esencia de la buena comunicación es expresarse en forma honesta, manteniendo una actitud respetuosa. El Nuevo Testamento habla de decir la verdad en forma amorosa[10] pero la comunicación abarca mucho más que las meras palabras. Nos comunicamos por medio de nuestros gestos, expresiones faciales, tono de la voz, actos amables, y hasta por nuestros estilos de vida. A veces transmitimos un mensaje con mayor efectividad si nos quedamos en silencio y llevamos vidas que impactan.[11] Todos hemos oído decir que las obras son amores y no buenas razones. Es decir, lo que hacemos habla más fuerte que lo que decimos. A veces lo que hacemos pueden también ser una manera poderosa de ser verdaderamente influyente.

Ted Engstrom puede haber estado pensando en esto cuando se refirió a la influencia que su padre tuvo en él: «Aprendí hace años de mi padre que Dios puede obrar por medio de un hombre dedicado a servirle, aunque tenga poca educación. Papá me instruyó no tanto con palabras de consejo sino, más bien, con su ejemplar vida de consagración como marido, padre, mecánico y predicador laico. Nunca deshizo con su vida lo que decía con sus labios.»[12]

Procure evitar los obstáculos en la comunicación. Caemos en estas conductas y maneras de hablar sin pensarlo, especialmente cuando estamos enojados y frustrados. No solamente ahogan la comunicación sino que también nos impiden ser influyentes en forma favorable.

Algunos obstáculos son fácilmente detectables: fastidiar, poner apodos, usas palabras cargadas como «tú nunca...» o «tú siempre...», pontificar, insinuar ambigüedades. A veces sofocamos la comunicación haciendo comentarios exagerados como «eres la/él más tonta/o de toda la escuela» o «¡Si te lo hubiera dicho una sola vez...! Pero no, te lo he dicho millones de veces: ¡No exageres!».

Los mensajes dobles también nos meten en dificultades, pues a menudo dicen una cosa mientras se hace algo diferente. Cuando el padre dice a uno de sus hijos «Me gusta mucho estar contigo» y, entonces, siempre tiene demasiado que hacer para estar con el hijo, este recibe un mensaje doble que lo confunde. Repito, lo que hacemos suele pesar más que lo que decimos.

La hipocresía es una clase especial de mensaje doble que se infiltra en las vidas de los cristianos cuando lo que hacemos no cuadra con lo que decimos. Casi todo el libro de Santiago (Nuevo Testamento) trata este punto. Según el escritor uno puede decir todo lo que quiera sobre su fe pero las palabras nada significan a menos que estén respaldadas por obras. Abraham, llamado «el amigo de Dios» tuvo fe y obras que obraron de acuerdo.[13]

Quizá esto sea el núcleo del ser verdaderamente influyente en nuestras familias. Nos sometemos humildemente a Dios y pedimos que nos guíe. Somos honestos al decir lo que creemos, pensamos y sentimos, pero luego respaldamos todo esto con la manera en que nos portamos.

Toque a los que están más cerca. Hace cierto tiempo supe de un joven visionario que creció en un barrio obrero de una gran ciudad inglesa. Su propia vida familiar no era muy buena pero tampoco lo fueron las condiciones laborales y estándares de vida de sus vecinos.

Luego de titularse en la universidad, este joven se decidió modificar el sistema social británico, liberar a los frustrados trabajadores y mejorar las vidas de las clases obreras. Sus amigos admiraban tal determinación, compasión y elevadas metas, entendiendo también cuando los mejores esfuerzos del estudiante encontraron resistencias y frustración.

Un día él discutía sus metas aún sin alcanzar con una amiga que le formuló un astuto comentario: «No puedes cambiar el mundo; sólo puedes tocar a la gente que tienes cerca tuyo».

Ese es un buen consejo para cualquiera de nosotros que desea ser verdaderamente influyente. Ocasionalmente, alguien como un Gorbachev puede cambiar todo o parte del mundo, pero la mayoría de nosotros solamente puede tocar a los que tenemos cerca y eso empieza por casa. Y a veces en la iglesia.

Ser influyente en la familia de su iglesia

A comienzos de mi carrera docente renuncié a un trabajo que tuve en una universidad cristiana del medio oeste norteamericano para aceptar un cargo en una escuela teológica en dificultades, ubicada en el este del país. Teníamos allí una pequeña cátedra y un alumnado compuesto principalmente por pastores que ministraban en el centro de la ciudad, recargados de trabajo, mal pagados pero ansiosos de aprender.

La facultad no tenía oficinas individuales, por lo que todos compartíamos la misma sala y la mayoría de nosotros disponíamos de escritorios que empujábamos unos contra otros. Mi escritorio se enfrentaba con el de un joven teólogo, entonces un solemne desconocido pero lleno de potencial y sólido conocimiento de la teología. A menudo conversábamos a través de nuestros escritorios y llegamos a ser buenos amigos durante ese año. Cuando la escuela en que yo trabajaba se fusionó con otra institución, ese colega y yo nos mudamos a diferentes partes del país y, desde entonces, nos hemos vuelto a ver apenas un par de veces.

Aun en aquellos días ese joven teólogo se apasionaba por conocer a Dios y enseñar. Se fue a establecer un centro de estudios para pastores y seminaristas, empezando por producir una serie de cintas grabadas, tanto de audio como videos también. Desde entonces ha escrito una buena cantidad de libros profundos, altamente estimados, sobre la naturaleza de Dios y la vida cristiana. Su ministerio ha sido verdaderamente influyente en muchas vidas, incluso la mía. Probablemente yo sea el único que todavía lo llama Bob, pues todos los demás lo conocen como R. C. Sproul, el erudito teólogo y sensible profesor.

R.C. ha dedicado su carrera profesional a estudiar esmeradamente las Escrituras. Ha escrito que el estudio de la Biblia representa un trabajo minucioso, diligente, difícil y se ha dedicado a entender y presentar las Escrituras en formas que glorifiquen a Dios y fortalezcan a la Iglesia.

La mayoría de nosotros no somos teólogos ni estudiosos de la Biblia que pueden leer los textos en sus idiomas originales, dar interesantes conferencias y escribir libros teológicos minuciosamente razonados, pero la mayoría estamos comprometidos en iglesias locales. Enseñamos en la escuela dominical, cantamos en coros, cuidamos a los pequeñuelos, llevamos adolescentes a campamentos de fin de semana o más, preparamos comidas para la iglesia y servimos en comités.

Estas actividades, todas necesarias y útiles, distraen a los creyentes en algunas iglesias respecto de las metas de la adoración, el crecimiento espiritual y la evangelización. Las políticas, las peleas, las reuniones sociales de la iglesia llevan, a veces, a las congregaciones en direcciones que hacen de la iglesia misma poco menos que el club social del barrio. Las congregaciones como ésas pueden ser lugares sumamente atareados pero tienden al letargo espiritual.

En cambio las iglesias espiritualmente vivas están llenas de personas que son verdaderamente influyentes porque la gente quiere conocer mejor a Dios y tener una genuina mentalidad de servicio. Por ejemplo, hay una iglesia cerca de mi casa donde nadie es aceptado como miembro a menos que haya asistido habitualmente durante un año como mínimo, haya demostrado entender la doctrina cristiana básica, se haya reunido con los líderes de la iglesia y encontrado un lugar para servir dentro de la congregación local. Cuando son presentados como nuevos miembros, se leen sus nombres junto con los cargos en que sirven.

Dinamizado para servir. ¿Te acuerdas del relato de esa madre que vino a Jesús a preguntarle si sus hijos, ambos discípulos, podían sentarse en un lugar prominente, uno a cada lado del Señor, cuando El estableciera su reino? Cuando los otros discípulos oyeron ese pedido se indignaron y Jesús tuvo que intervenir en sus disputas.[14]

Dijo Jesús en esa ocasión que los más grandes de este mundo son los que tienen poder, posición y autoridad; sin embargo, en la vida cristiana, los más grandes son siervos.

Manifestación revolucionaria que los cristianos aceptamos con mucha renuencia aun hoy; la grandeza se mide, en la sociedad en que habitamos, por el número de personas que mandamos, la cantidad de dinero que poseemos, la influencia que tenemos en nuestras carreras, trabajos, ocupaciones, el número de libros que hemos escrito o la atención que atraemos. Sin embargo Dios considera que todo eso es absolutamente irrelevante. Dios mide la grandeza por el compromiso y las actitudes que demostramos tener, la gente a la que ayudamos, las cosas invisibles que hacemos por el prójimo, la humildad con que manejamos los dones o aportes que efectuamos, el servicio voluntario que es parte de nuestro modo de vivir.

Treinta o cuarenta años atrás toda encuesta para saber quiénes eran considerados los líderes destacados contenía los nombres de gente como el doctor Albert Schweitzer, teólogo, científico, filósofo, músico, físico, profesor universitario, humanitario, todo eso y más. Antes de los treinta años había obtenido una reputación internacional como erudito y como organista célebre por su habilidad para tocar las obras de Bach. Aun quienes disentían con su teología reconocían su brillantez y su verdadera grandeza. En 1952 le fue otorgado el Premio Nobel de la Paz.

Pero Albert Schweitzer dejó todo eso por irse a un lugar llamado Lamberéné, en el Africa Ecuatorial Francesa. Allí, en un arruinado gallinero cooperativo, empezó a reunirse con africanos empobrecidos que venían en busca de tratamiento médico. Lentamente, el gallinero se convirtió en un policlínico, luego en un hospital. Usó los treinta y tres mil dólares de su premio Nobel para ampliar el hospital e instalar un leprosario.

Quizá el mundo sabe que la servidumbre es la esencia de la grandeza. Reverenciamos, admiramos, elogiamos y, a veces, tememos a una persona de poder, pero amamos y respetamos genuinamente a la persona que sirve. Mucha gente se empeña por triunfar pero sabemos, muy en lo hondo, que la verdadera grandeza se encuentra en el que da. Aun Jesús «no vino para ser servido, sino para servir, y para dar su vida en rescate por muchos.[15]

Los que hacen una diferencia en la iglesia. Hay pocos tan brillantes o destacados como Albert Schweitzer, pero sin embargo cada uno de nosotros puede ser un siervo verdaderamente influyente en su propia iglesia. ¿De qué forma?

Primero, decídase a pensar que vale la pena servir. Las personas que aceptan cargos en la iglesia como respuesta a la insistencia y coerciones, rara vez resultan verdaderamente influyentes; no están realmente motivados para servir. Estas son las personas que renuncian a la primera oportunidad que se les presenta y dejan el trabajo a otra persona. Muy a menudo esa «otra persona» es el ya recargado pastor.

Segundo, dedíquese a discernir y desarrollar sus dones espirituales que, como lo dijimos antes, son habilidades especiales y destrezas potenciales que provienen del Espíritu Santo y que nos capacitan para ministrar dentro de la iglesia en forma tal que beneficia «al bien común».[16] Cuando la gente deseosa de servir termina por detestar lo que hace, significa que sirven en el cargo errado, pues las personas que sirven usando sus dones espirituales suelen realizarse y deleitarse en el mismo servicio.

Periódicamente me llama alguien de la iglesia de donde somos miembros, preguntando si voy a estar en tal o cual comité. Mi respuesta siempre es la misma: ¡No! Respondo así porque descubrí que mis dones no se refieren a la administración, no porque sea poco cooperador o desinteresado. Puedo administrar pero lo detesto. Hay otras áreas del servicio aptas para mis dones, habilidades y temperamento y son en las que sirvo entusiasta, dispuesto y en forma efectiva.

Ultimamente hay varios autores que han escrito libros o diseñado pruebas para ayudar a los cristianos a detectar sus dones espirituales. Recomiendo que los use, de tenerlos disponibles, de lo contrario recurra al método empleado por los cristianos desde la fundación de la iglesia.
Examínese minuciosamente; sopese lo que realmente hace mejor, lo que encaja con sus intereses, preparación y modo de ser. Lea Romanos 12 y 1ª Corintios 12 para entender mejor los dones espirituales. Pida a otros cristianos maduros que lo conozcan bien, que le digan que les parece sean sus dones espirituales. Si aún no está seguro, pruebe unas cuantas áreas de servicio y vea dónde encaja mejor.

Tercero, nunca se olvide que todos somos siervos.

Resista la tendencia a presionar para obtener cargos de importancia y autoridad. Si se humilla y sirve efectivamente donde está ahora, el Señor, en su momento, lo exaltará,[17] o lo dejará donde está. Si mantiene el enfoque de ser siervo y deja que Dios sepa que usted está dispuesto a dejarlo dirigir, puede esperar que El le muestre que hacer.

Cuarto, busque modelos y sea usted un modelo para el prójimo. Trate de encontrar personas de su iglesia que pueda admirar y de quienes pueda aprender. Luego, procure conocer a otras personas a quienes pueda exhortar, ayudar, enseñar y servir.

El apóstol Pablo instruye a las mujeres y hombres de más edad a que trabajen con los más jóvenes.[18] Pocas iglesias parecen destacar este plan bíblico y, también parece ser raro en las universidades y seminarios teológicos. A través de los años he conocido mucha gente que realmente gusta de este tipo de aprendizaje guiado por creyentes mayores y más maduros que ellos, pero las oportunidades no siempre están a disposición. Si está dispuesto a ser esa clase de guía espiritual, pida a Dios que obre primero en su vida, y que luego lo conduzca, en su tiempo, a alguien a quien pueda guiar espiritualmente o que lo pueda dirigir en el mismo ámbito. Esta clase de relación «uno a uno» es genuinamente influyente en las vidas de otras personas.[19]

Uno por vez

Algunas de las personas que influyen favorablemente en otros lo hacen sobre cientos o miles de personas, pero no pasa con la mayoría de nosotros quienes, en cambio, empezamos con nuestras familias o con los feligreses de nuestras congregaciones e influimos a poca gente y, a menudo, de a uno por vez.

Hace poco escuché lo que sucedió a ese empresario que fue con su esposa a pasar unas cortas vacaciones en la playa. Una noche se desató una violenta tormenta que azotaba la playa, enviando enormes olas a estrellarse en la costa.

A la mañana siguiente, el empresario se levantó temprano y fue a dar un paseo para ver los daños de la noche. Mientras caminaba, vio que la playa estaba cubierta de ciertos moluscos traídos en las marejadas y que quedaron sobre la arena a varios metros del agua. En cuanto rompiera el sol disipando las nubes, esos moluscos iban a morir deshidratados.

Siguió caminando este empresario hasta que divisó a un niño muy ocupado en devolver los moluscos al agua, de a uno por vez, y le preguntó al acercarse al atareado muchachito: «¿Para qué te das tanto trabajo, acaso no te das cuenta que una persona nunca podrá hacer mucho en verdad para devolver a todos estos peces al agua?»

«Cierto», replicó el niño mientras se agachaba, tomaba otro molusco y lo tiraba al agua, sonriendo luego para decir: «pero ciertamente pude ayudar a ése que acabo de devolver al agua».

Características destacadas del capítulo

• La productividad y la concentración en el trabajo que se realiza suelen verse influidos por los problemas emocionales, conyugales y familiares que suceden en el hogar. No es fácil superar los problemas familiares y ser verdaderamente influyente en el hogar.

• Los que son influyentes en forma efectiva empiezan por impactar en su casa, especialmente si recordamos algunos principios antiguos:

- Desarrolle el hábito de respetar a los miembros de su familia.

- Manténgase consciente de sus propias actitudes hacia los miembros de su familia, incluso de las actitudes que pueden crear tensiones.

- No pierda de vista las perspectivas de otros miembros de su familia.

- Exprésese con amor y honestidad.

- Trabaje para mejorar su comunicación; evite los obstáculos de la comunicación.

- Sea verdaderamente influyente llegando primero a los que tiene cerca.

• También podemos ser verdaderamente influyentes en las familias de nuestras iglesias. Para hacerlo decídase que vale la pena serlo. Busque y desarrolle sus dones espirituales. Nunca olvide que todos somos siervos. Busque modelos y sea modelo para otras personas.

• Los que son verdaderamente influyentes en casa y en la iglesia suelen influir a una persona por vez.

15
Personas verdaderamente influyentes en sus comunidades

Lizbeth Piedrasanta sabe por experiencia propia lo que significa estar en la basura. Nació en Guatemala, terminó la universidad y fue a una escuela de posgrado en los Estados Unidos a estudiar para recibir un Master en consejería. Después regresó a su patria para trabajar en un centro de consejería iniciado por una media docena de cristianos sensibles, jóvenes, creativos y dispuestos a ayudar a las personas.

La consejería es aún un concepto novedoso en América Central, donde los creyentes que acuden en busca de ayuda para sus problemas suelen no pagar porque no se les ocurre. En ciertos casos, no pueden pagar. El pequeño centro de consejería siempre ha luchado con lo financiero, pero pese a todas las dificultades, sobrevive y sigue ofreciendo servicios en una localidad no lejana del vertedero de basuras de la ciudad.

Cientos de guatemaltecos golpeados por la pobreza se ganan la vida en ese basural, en medio de la suciedad y la basura; ahí mismo crían a sus hijos, aglomerados en chozas que ellos mismos levantan para protegerse –aunque sea en forma mínima– de la intemperie. Ignoro cómo fue que Lizbeth y su colega Gladys supieron de las necesidades de esa gente del basural, pero la cosa es que ambas decidieron ofrecer una fiesta en ocasión de la Navidad. Les advirtieron que su idea era peligrosa, pues los extraños no tienen seguridad alguna en el basural, especialmente si son dos mujeres desprotegidas.

Ellas persistieron con su plan; recibieron fondos de

amigos de Guatemala y de los Estados Unidos. Luego de semanas de regatear con un fabricante de frazadas, Lizbeth puedo comprar frazadas de segunda calidad por menor precio. Estas dos decididas consejeras se pasaron la semana anterior a la Navidad haciendo tamales para los niños invitados a la celebración, a cada uno de los cuales le darían algo de comer y le regalarían una frazada. Los niños sabrían de Jesús, quien ama a todos los niños, aun a aquellos que viven en el basural.

El 24 de diciembre, en cuya noche se acostumbra a celebrar la Navidad en Hispanoamérica, Lizbeth y Gladys llevaron los regalos y la comida al local donde iban a celebrar. Imagínense el asombro y desilusión cuando vieron que nadie había venido. Las dos se sintieron descorazonadas. ¿Tanto esfuerzo para que los desconfiados padres sabotearan la fiesta? ¿Tenían miedo de concurrir a la fiesta? ¿Dónde estaban los niños?

La respuesta no tardó.

Sucedió que para la mayoría de los habitantes del basural ésta iba a ser la primera celebración de la Navidad en sus vidas y querían lucir lo mejor posible para la ocasión. Las madres se habían puesto a lavar ropa y bañar a los niños, tarea formidable en los linderos del basural, que tardó más de lo esperado y por eso los niños se atrasaron, pero vinieron, con ropa limpia y grandes sonrisas en sus caras resplandecientes.

La fiesta navideña fue todo un éxito, tanto que, de hecho, se ha tornado en un acontecimiento anual. Hoy es mucho más grande y hay más personas que ayudan a preparar las cosas y los tamales. Hay estudiantes universitarios y otros cristianos consagrados que renuncian a sus propias celebraciones en casa para ir a pasar la Navidad ayudando en el basural.

Todas estas personas, inspiradas por las «señoras de la basura» de la ciudad de Guatemala, son verdaderamente **influyentes en su comunidad.**

Gente verdaderamente influyente en su barrio

Cuando yo era niño solía escuchar muchas cosas sobre lugares lejanos, cuyos nombres tenían extrañas resonancias. Los misioneros visitaban nuestra iglesia, trayendo artefactos y diapositivas, nos urgían a que diéramos nuestras vidas para llegar a los paganos de la negra Africa o a los perdidos y moribundos de China. Yo admiraba a estas personas –sigo admirándolos– pero me pregunto si en verdad la intención era darnos la impresión de que todo lo interesante y efectivo del mundo ocurre en la otra orilla del océano.

Nuestra iglesia rara vez planteaba desafíos al joven que se dedicaba a los negocios u otra profesión, en el sentido de servir al Señor o ser verdaderamente influyente en su trabajo. Entonces nos hacíamos la impresión que los héroes reales de la fe eran los misioneros, gente dedicada más cerca de Dios, seguidos a unos pocos niveles más abajo por los pastores y el resto de nosotros éramos el ejército de los menos comprometidos, ubicados en el fondo de la pirámide.

Algunos de mis compañeros de la escuela secundaria se dedicaron a las misiones, donde llevan muchos años de servicio efectivo y son verdaderamente influyentes, pero otros se quedaron en casa para vivir en sus barrios y trabajar en empresas, profesiones, universidades, fábricas. Ellos también son verdaderamente influyentes.

Los periódicos publican, casi a diario, artículos sobre personas que son verdaderamente influyentes en sus comunidades o en las calles donde tienen sus casas. La mayoría de nosotros estamos rodeados por oportunidades y ejemplos.

• Valerie Bell, a veces es llamada «la mamá de todos», porque trata de estar siempre disponible y gustosa para entregar una sonrisa y algo para beber a los muchachos de su calle que regresan a casas vacías. A pesar de los centros diurnos de cuidado infantil y otras instalaciones provistas para los niños de las madres que trabajan fuera de sus hogares, mucha es la gente joven solitaria y librada a su propia cuenta después que salen de la escuela. Valerie Bell es una cristiana consagrada que es verdaderamente influyente en las vidas de estos niños. Ellos tienen la llave de su casa que está en la calle y vecindario donde habita Valerie. Esto no es, por supuesto, siempre conveniente ni fácil, pero muchos estamos de acuerdo con la mamá de todos en que la cosa vale la pena.[1]

• Jethro Mann, el ciclista de Belmont, Carolina del Norte, repara bicicletas viejas para ponerlas a disposición de quien quiera pedirlas prestado, adultos y niños por igual. Jethro, jubilado en 1984, se mantiene activo en su comunidad y aún recuerda su infancia, cuando no tuvo dinero para darse el lujo de una bicicleta. Ahora, este bondadoso hombre las presta con el lema «Bicicletas comunes y corrientes para niños comunes y corrientes». Jethro cree que su especialísimo pasatiempo enseña responsabilidad a los niños y demuestra que «si cuidan las cosas ajenas, no pueden evitar cuidar las propias». Jethro Mann cree realmente que esto funciona, y todos los niños lo aman.

• Algunos vecinos nuestros se acaban de mudar a una comunidad cercana a una cárcel grande. Se han dedicado a trabajar como voluntarios en la cárcel, por intermedio de su iglesia. Esta gente es verdaderamente influyente en materia espiritual para estos hombres y mujeres, cuyas vidas transcurren tras las rejas y, también, en las vidas de sus respectivas familias que luchan del lado exterior de las rejas.

• Una vez tuve un alumno que escribía muy a menudo notitas de agradecimiento y exhortación –cosa muy rara en un alumno. Este las enviaba a cada rato y a todos: profesores, amigos, gente de la iglesia, vecinos y otros. Un año decidí seguir su ejemplo escribiendo una notita de exhortación por semana para alguien. Esta resolución trastabilló en cuanto me vi envuelto en mis ocupaciones, pero disfruté las reacciones de cálida sorpresa de parte de algunos de los destinatarios de mis tarjetitas.

• «Comida sobre ruedas» es un programa de una iglesia de nuestra comunidad que reparte comida caliente a los ancianos que viven solos en sus casas, así como a otras personas que por alguna razón están confinadas en sus domicilios. Los voluntarios se turnan para ir hasta los hogares de estos agradecidos beneficiarios y dejan la comida junto con una exhortación.

• El médico cristiano Gregg Albers, que escribiera un penetrante y reflexivo libro sobre el SIDA, cuenta ahí de una dama, que se llama Alberta, que en el supermercado conoció a un joven con SIDA. Se asombraron al saber que vivían en el mismo conjunto de viviendas. Alberta se sintió dirigida a orar por su vecino enfermo. Una mañana juntó valor para hacer un pastel de fruta fresca y llevárselo. Este simple comienzo dio pie a una amistad con este joven moribundo, el que había sido abandonado por sus amistades y familiares. Alberta lo escuchó cuando le contó su vida, le trajo comidas calientes y le habló de Cristo.[2]

• Cuando Chris Sommerfield murió, no hace mucho, no era conocido y –sospecho– tuvo un muy pequeño funeral. Hace más de medio siglo él y su joven esposa decidieron pasar sus vidas como misioneros en el extranjero. No tuvieron necesidad de apelaciones emocionales ni diapositivas de otros misioneros; se sintieron llamados y estaban listos para ir.

Pero no pudieron ir pues un problema de salud lo impidió, y el trabajo en el campo misionero se les transformó en un sueño imposible. Esa noticia fue más que decepcionante pues el joven matrimonio quedó devastado.

Pero todavía puedo ver al anciano señor Sommerfield, muchos años después, recordándome la narración veterotestamentaria de la batalla entre David y los amalecitas. Cuando la lucha estaba por empezar, el ejército estaba compuesto por seiscientos hombres, de los cuales doscientos estaban demasiado agotados para seguir en la lid, de modo que David los dejó atrás, junto con los pertrechos, mientras que él y sus cuatrocientos guerreros iban a pelear y derrotar totalmente al enemigo.

Cuando regresaron con el botín, los cuatrocientos dejaron muy claro que los doscientos que se habían quedado atrás, no iban a recibir su parte del reparto del botín, pero el rey les replicó: «No, hermanos míos, la parte del hombre que se quedó atrás, con los pertrechos, tiene que ser la misma del hombre que fue a pelear».[3]

Chris y Mildred Sommerfield se aferraron a ese episodio del Antiguo Testamento. Sus cuerpos no eran bastante fuertes para ir al frente misionero pero oraron y dieron fielmente, escribiendo continuamente a los misioneros de todo el mundo, manteniendo a su iglesia al corriente de las necesidades en el extranjero. Ellos creían sinceramente que su servicio en casa era tan valioso y necesario como la labor de aquellos en los campos misioneros del extranjero.

Puede que dentro de unos pocos años, todos se olviden de los Sommerfield excepto Dios, pues fueron misioneros verdaderamente influyentes aunque nunca salieron mucho más allá de su propio barrio.

¿Algo lo apasiona?

Las historias de personas que desde sus casas llegan a terceros y a sus vecindarios pueden inspirar e intimidar al mismo tiempo. Puede inspirarlo el ejemplo del prójimo pero al mismo tiempo sentirse intimidado porque no se le ocurre en absoluto cómo hacer algo semejante.

¿Se ha fijado que algunos de los más respetados y grandes líderes cristianos son impelidos por una pasión específica? A menudo tienen un solo propósito que guía la mayoría de sus actividades y los mantiene activos.

Por ejemplo, al doctor James Dobson le apasiona la familia; manifestó en la declaración de principios de su organización que «no tenemos otra misión que fortalecer los hogares».

Billy Graham se apasiona por predicar el Evangelio para que hombres y mujeres vayan a Cristo. Se sabe que ha resistido enormes presiones para instalar una universidad, meterse en política, servir en comisiones del gobierno o hacer otras cosas valiosas que lo distraerían de su propósito y pasión centrales.

Se necesita gente multidotada como James Dobson y Billy Graham pero, ¿qué pasa con la gente común y corriente como tú y yo? ¿Podremos ser verdaderamente influyentes en nuestras comunidades? ¿Cómo determinar los propósitos y pasiones de nuestras propias vidas?

Quizá pueda empezar por preguntarse ciertas cosas. Si le parece, anote las respuestas y convérselas con un par de personas que lo conozcan muy bien. La primera pregunta puede resultar la más dura.[4]

1. ¿Qué haría con su vida si supiera que no fracasará?
2. ¿Cuáles son los temas locales, globales, políticos, sociales o de la iglesia que le revuelven las emociones? Si no se le ocurre uno especial, pregúntese: ¿Cuáles son los que lo emocionarían mucho?
3. ¿Cuál es el grupo de personas que más lo atrae?
4. ¿Cuál aspecto de las necesidades es el de importancia definitiva para usted?
5. ¿Cuál aspecto del ministerio de su iglesia preferiría influir?
6. ¿Qué es lo que más le agrada hacer?
7. ¿Qué cosas son las que mejor hace?
8. ¿Cómo le gusta pasar sus ratos libres?

Hace poco le pasé esta lista a un grupo de hombres con los que me reúno habitualmente. Mientras conversábamos nuestras respuestas, empezamos a darnos cuenta de los aspectos especiales de interés o pasión de cada uno. Ese es el aspecto en que cada uno de nosotros puede ser más verdaderamente influyente, pues es donde nos sentimos plenamente realizados y capaces de desarrollar los intereses, habilidades y talentos que Dios nos da.

Muy empantanado para ser influyente de verdad

Warren Bennis sugiere, en uno de sus libros, dos «leyes» que probablemente rijan para todos nosotros, aunque no seamos líderes.

Primero, el trabajo rutinario espanta todas las cosas creativas y divertidas que usted quiera hacer. Me pregunto cuántas personas quieren volver a estudiar, escribir un libro, empezar un pequeño negocio propio, dedicarse más a la iglesia, arreglar la casa, ir a un lugar especial de vacaciones, pasar más tiempo con los niños antes que crezcan, pero nunca jamás logran hacer lo que dicen querer hacer. Es fantástico soñar, hacer planes para el futuro, pensar en lo que nos apasiona, pero muy a menudo esas cosas quedan a un lado debido a las interrupciones y cosas más urgentes que deben hacerse. Queremos ser verdaderamente influyentes, pero no queda tiempo para llevar comida a los confinados por algún motivo, arreglar bicicletas, visitar cárceles, enseñar en la escuela dominical, tomar un curso, cantar en el coro de la iglesia, discipular a cristianos más jóvenes, escribir a los misioneros, servir en un comité o hacer cualquier otra cosa que parezca valiosa.

La segunda ley Bennis se parece a la anterior. Haz todos los planes grandiosos que quieras pero ten la certeza que lo inesperado o lo trivial los perturbará o interumpirá.[5]

Si estas leyes le resultan aplicables, como a mí, ¿cómo poder evitar las interferencias del trabajo rutinario, las distracciones, las interrupciones inesperadas u otros estorbos que nos impiden ir en pos de nuestras pasiones?

Parte de la respuesta se me dio hace tiempo, cuando un político vino a hablar a los alumnos de una universidad canadiense donde yo estaba por recibir un título de posgrado. El político resultó ser una dama alta, canosa, de aspecto majestuoso, que era verdaderamente influyente en su partido y en el país. Cuando alguien le preguntó cómo había podido hacer tanto, ella contestó que, pese a las interrupciones y a los demás ladrones del tiempo, la mayoría de nosotros puede hallar tiempo para hacer lo que en realidad queremos hacer.

Esa respuesta puede sonar hueca a una recargada madre, una hija adulta que debe cuidar constantemente a un progenitor anciano, o a un empresario que debe estar al tanto de muchos detalles para mantener la solvencia de la empresa. Estas personas sienten que no tienen tiempo para ir en pos de lo que les apasiona. ¿Acaso no es cierto, entonces, que casi todos pueden encontrar aunque sea un poquito de tiempo para dirigirse a sus metas y hacer lo que realmente quieren si planifican adecuadamente con antelación? Si usted se siente recargado de trabajo y encargado de demasiadas cosas a la vez, quizá su primera meta sea determinar cómo eliminar lo superfluo de sus otras actividades cortando así algunas interrupciones. Puede que necesite la ayuda de un amigo o consejero para examinar esto cabalmente.

Conozco a un hombre que, cada diciembre, toma el calendario del próximo año, y se deja tiempo para sus actividades creativas, tachando esas horas en esta agenda, antes que se le llene con otras cosas. Quizás pueda hacer algo similar y, entonces, conseguir, unas pocas oportunidades para trabajar en pro de la consecución de sus metas.

He descubierto que una máquina grabadora especial para contestar las llamadas telefónicas me permite ignorar el teléfono, de modo que tengo momentos ininterrumpidos para escribir. Igual que al resto de la gente, no me gustan esas máquinas, pero tampoco me agrada interrumpir lo que pienso debido a llamadas inesperadas. Ahora, cuando el teléfono suena, lo ignoro hasta después.

En definitiva, la meta es ir en pos de lo que nos apasiona en forma tal que seamos verdaderamente influyentes para Dios en nuestras comunidades y carreras. El resto de este capítulo puede servirle para concretar esta meta.

¿Cuáles son sus ambiciones?

No hace mucho almorcé con un joven brillante que, evidentemente, carece de ambiciones. Concurre fielmente a la iglesia, es consistente para orar en forma personal, se desempeña bien en un banco del lugar pero no experimenta deseos de ampliar su mente mediante los viajes, la lectura, no se interesa por seguir aprendiendo y no le importa mucho la carrera administrativa en el banco. Piensa casarse algún día y establecerse «si aparece la mujer adecuada», pero en la actualidad no está muy motivado por encontrar una esposa.

Me resultó difícil de manejar la falta de ambición de este joven; sé que algunas de sus actitudes son atribuibles a que creció en un hogar donde nadie tenía muchas ambiciones o determinación para ser verdaderamente influyente. Quizá la falta de impulso en este muchacho resulta parcialmente de su personalidad retraída. Aun así, su actitud es muy diferente de lo que he visto durante tantos años en mis alumnos y en mí mismo. Muchos de nosotros nos empeñamos en fijarnos metas, hacer planes, ser creativos, completar estudios, salir adelante, desarrollar el potencial, perseguir sueños, realizarnos personalmente, o pensar en formas para ser influyentes en forma favorable. En cambio, este joven amigo se reclina y observa cómo marcha el mundo, inconmovible ante las ambiciones o deseos de hacer algo útil con su vida.

La persona carente de ambiciones –o con un bajo nivel

de ellas– rara vez llega a ser influyente. En el otro extremo está la gente demasiado ambiciosa, que tampoco suele ser influyente de manera favorable.

Todos sabemos que la ambición desmesurada puede ser destructiva. Las personas impelidas por la ambición personal pueden ser duras y rudas en su ascenso a la cumbre. Algunos no se detienen ante nada para conseguir lo que quieren, usando y manipulando a terceros, escondiendo la verdad, ignorando a sus familias, falsificando sus credenciales, jactándose de sus logros o saboteando a sus competidores de alguna u otra manera. Mientras presionan por salir adelante, su ambición destruye relaciones, ahoga la creatividad y asesina al crecimiento intelectual.

No se sorprenda, pues, que la Biblia advierta contra la ambición egoísta: «¿Y tú buscas para ti grandezas? No las busques».[6] Así habló el profeta Jeremías a su fiel secretario Baruch.

El apóstol Santiago es aun más directo: «Pero si tenéis celos amargos y contención en vuestro corazón, no os jactéis... porque esta "sabiduría" no es la que desciende de lo alto, sino terrenal, animal y diabólica. Porque donde hay celos y contención, allí hay perturbación y toda obra perversa».[7]

La ambición egoísta está en todas las listas correspondientes del Nuevo Testamento, junto con rabia, celos, desacuerdos, brujería, ebriedad y orgías, todas parte de nuestra naturaleza pecadora. Algunos cristianos de la Biblia son criticados porque «predican a Cristo por contención», y reciben instrucción de que «nada hagáis por contienda o por vanagloria».[8]

Queda claro pues que la ambición egocéntrica es mala, pero esto no significa que toda ambición sea mala. Pablo dijo que «siempre he ambicionado predicar el Evangelio» cuando hablaba de sí mismo, «y de esta manera, me esforcé a predicar el Evangelio».[9]

Esa era su pasión y él iba en pos de ella, ambiciosamente. Al escribir a los tesalonicenses, le dijo a esos creyentes: «...y que procuréis tener tranquilidad, y ocuparos en vuestros negocios, y trabajar con vuestras manos de la manera que os hemos mandado».[10]

Al referirse a la vida tranquila, el apóstol no decía a la gente que se sentaran de brazos cruzados, *haciendo nada*, sin metas ni aspiraciones sino que los desafiaba a trabajar industriosamente, haciendo cada uno lo que mejor supiera hacer, manteniéndose lejos del chisme y aprendiendo a estar tranquilo y callado ante Dios.[11]

Las ambiciones son malas si están orientadas a hacernos famosos, poderosos, ricos o hasta alabados por ser verdaderamente influyentes. La ambición es pecaminosa si se inclina a herir o avergonzar al prójimo, si crea disensos, busca venganza, está dirigida a mostrar cuán bueno eres o «mirar en menos» a las personas menos exitosas o menos ambiciosas.

En cambio, la ambición puede ser una fuerza positiva cuando nos ayuda a concretar metas valiosas. Tal clase de ambición es un poder significativo para el bien si nos ayuda a complacer a Dios,[12] servir y edificar al prójimo, fortalecer la iglesia, llevar vidas consistentes con la doctrina bíblica, desarrollar nuestros talentos dados por Dios, hacer la voluntad de Dios con el óptimo de nuestras habilidades,[13] y ser verdaderamente influyentes en el mundo.

¿Es usted ambicioso? Pregúntese qué ambiciona. ¿Son sus ambiciones coherentes con sus habilidades y dones? ¿Dan honra a Dios esas ambiciones? Si sus motivos y metas parecen rectos ante el Señor, entonces, siga adelante en pos de sus sueños. Puede que nunca sea alguien verdaderamente influyente en forma importante, pero puede impactar las vidas de otras personas. Y, ¿quién sabe?, quizás Dios, que obra mediante hombres y mujeres obedientes y dispuestos, puede usarlo para que sea verdaderamente influyente en maneras que ahora escapan absolutamente de su imaginación más fantástica.

¿Quiénes son sus mentores?

Hace varios años un equipo de investigadores de la Universidad de Yale publicó un libro que atrajo mucho la atención de la prensa. Este equipo estudió durante años a los hombres de mediana edad y más jóvenes; la investigación llegó a interesantes conclusiones referidas a establecerse, edificar sueños, instalarse, manejarse con la edad mediana y seguir envejeciendo.[14] Una de las principales ideas de los autores se refiere a los mentores.

El mentor es una persona que guía, inspira, exhorta, asesora, aconseja, desafía, corrige y sirve como modelo. Generalmente lo hace con alguien más joven. Más a menudo, el vocablo *mentor* se relaciona al *discipulado profesional* de alguien. Por ejemplo, un médico o pastor de mayor edad sirve de *mentor* para alguien más joven que empieza en la misma profesión. Los mentores espirituales son cristianos que modelan la santidad y alientan a los otros cristianos en su caminar con Cristo.

Según Ted Engstrom, dice que el mentor cristiano es más que un discipulador: «Servir como mentor es un término amplio que alude al proceso de desarrollar a un hombre o mujer a su máximo potencial en (cada parte de su vida) en Jesucristo». Mentor es «la persona que cree en el protegido y quiere verlo triunfar».[15] Los mentores inspiran a sus protegidos, los hacen responsables de rendir cuentas, desafían sus maneras de pensar, los empujan para que se desarrollen al máximo de sus potenciales y los alientan para que sean verdaderamente influyentes. Engstrom escribe que «por sobre todo, el mentor procura instilar en su protegido el procurar la excelencia en el servicio» para Cristo.[16]

Los investigadores de Yale concluyeron que los mejores mentores son de ocho a quince años mayores que el protegido, esto es, lo bastante maduros para que haya una generación de diferencia entre ambos, pero no tan anciano, para el mentor no termine siendo un sustituto para el padre o madre. Sin embargo, en la práctica, muchos buenos mentores no tantos años mayores. Ocasionalmente hay mentores más jóvenes que sus protegidos, y a veces los dos ni siquiera se conocen. Puede que una persona admire, respete, aprecie y aprenda de otra persona aunque nunca se hayan conocido.

También es posible y, probablemente común, que cada uno de nosotros tenga varios mentores. Hace poco yo traté de hacer la lista de los míos.

Por ejemplo, Jim Linden era un joven profesor de la Universidad de Purdue que me aceptó como su primer candidato al doctorado. Después guió a más de cincuenta hacia la obtención de sus doctorados y cuando murió, prematuramente, fui invitado a representarlos a todos encargándome de la alocución fúnebre. Joseph Matarazzo, quien llegara a ser el presidente de la Asociación Norteamericana de Sicólogos, dirigió mi programa de internado enseñándome cómo ser un profesional caracterizado por la excelencia. El médico que mencioné en el capítulo cuatro, M.L. Custis, fue el modelo de lo que es ser un profesional cristiano. Junet Runbeck me mostró cómo enseñar en una escuela de posgrado.

Paul Tournier, el escritor y consejero suizo, tenía un estilo para escribir que en nada me impresionaba y tampoco estuve de acuerdo con algunos aspectos de su teología. Sin embargo, fui muy influenciado por sus conceptos tan penetrantes, su consagración a Cristo, sus modales bondadosos, especialmente por su profunda y genuina humildad. El manifestaba luchar contra el orgullo pero era el hombre más humilde que haya conocido. Muchos años antes de conocerlo (y de escribir un libro sobre él) había concluido que la esencia de la grandeza es la humildad. Tournier fue, en este aspecto, el hombre más grande que haya conocido. El fue un poderoso mentor.

Mentores inesperados. No siempre los mentores son personas exitosas, modelos de confianza o que viven en formas tales que los demás los quieren seguir. A veces la tragedia, la enfermedad y hasta la muerte ejercen poderosa influencia en las vidas de las personas. Los tiempos difíciles de su vida pueden ser verdaderamente influyentes en los que lo observan.

Mi propio padre admitió, cerca del fin de su vida, que no siempre había sido un buen modelo o mentor. Pocas semanas antes de morir, sin embargo, yo le escribí una larga carta de aprecio y le recordé al famoso actor que dijo que una obra no termina hasta que finaliza el último acto. Mi padre dio su más potente ejemplo como mentor en los últimos meses de su vida. Me enseñó a morir con dignidad. Sus últimos días fueron un radiante ejemplo de las palabras de Pablo a los corintios: «No desmayamos; antes aunque este nuestro hombre exterior se va desgastando, el interior no obstante se renueva de día en día. Porque esta leve tribulación momentánea produce en nosotros un cada vez más excelente y eterno peso de gloria; no mirando nosotros las cosas que se ven, sino las que no se ven; pues las cosas que se ven son temporales, pero las que no se ven son eternas».[17]

Los mentores hacen una diferencia, a veces sin siquiera saberlo. El día que empecé a escribir este capítulo recibí una nota de un ex alumno a quién no había visto hacía cinco años, por lo menos. El me escribía para manifestar aprecio por la influencia que mi ejemplo había sido para su vida. No había trastado de ser su mentor cuando él venía y se sentaba en mi clase –o visitaba m casa–, sin embargo ahora descubro que me observaba y aprendía a través de mi ejemplo.

¿Quién puede estar observándolo? Puede que su estilo de vida, las maneras en que trabaja, las relaciones con su familia o colegas de trabajo, la forma de hablar, las respuestas que da a la frustración, la dedicación a su iglesia local, sean verdaderamente influyentes en la vida de alguna persona que lo observa.

Pablo sabía que la gente sigue el ejemplo de otras personas. A menudo me he preguntado de qué manera habrá sido influido Pablo antes de ser cristiano, cuando asistió al martirio de Esteban?[18] Más adelante Pablo fue el modelo de los creyentes de Filipos;[19] en una de sus cartas intima a los creyentes: «Sed imitadores de mí, así como yo de Cristo».[20]

El apóstol fue el mentor de jóvenes como Tito y Timoteo, pero sabía que muchos otros observaban su ejemplo, tal como pueden estar observando el suyo ahora mismo.

Esto puede ser una percepción que nos pone sobrios pues puedes ser verdaderamente influyente siendo ejemplo y mentor. Si no está seguro de quiénes serán sus protegidos, pida a Dios que se los muestre y, probablemente, él lo hará.

Luego, pregúntese: «¿Quiénes son sus mentores? ¿Quiénes son las personas que observa, escucha, a las que dedica tiempo, a las que emula? ¿De cuáles autores son los libros que lee (fuera de éste)? Verdad es que si no tenemos mentores es menos probable que crezcamos. También es verdad que nos volvemos como nuestros mentores. Por tanto, elija a sus héroes y mentores con todo cuidado, incluyendo a quienes admira desde lejos sin haber conocido nunca; pero, por lo menos en alguna manera, probablemente se irá volviendo como ellos.

Jesucristo es el único y definitivo mentor perfecto. Mientras más lo conocemos, más nos volveremos como él.

Paul Borthwick ha escrito sobre un joven ejecutivo de empresas cuyo carácter cristiano era contemplado y respetado por sus colegas de trabajo. Un día le preguntaron cómo podía desarrollarse como líder cristiano en un ambiente de elevada competencia empresarial. Este joven respondió con cinco palabras «Me elegí un buen mentor».

Si usted quiere ser verdaderamente influyente, elija bien; elija buenos mentores y busque ser un buen mentor.

Ser verdaderamente influyente en el trabajo

Douglas LaBier es un siquiatra que trabaja con jóvenes profesionales orientados al éxito y que presentan trastornos emocionales debido a sus trabajos y carreras. Algunos son muy exitosos. Muchos han progresado enormemente en trepar la pirámide empresarial. Han recibido significativos ascensos y disfrutan de elevadas remuneraciones, prestigio y muchísimas ganancias ejecutivas. Sin embargo, vienen al siquiatra porque sus vidas son vacías, están perturbados por sus propias ambiciones y falta de piedad; se sienten atrapados por sus carreras y estilos de vida. Muchos luchan por mantenerse al día respecto de los cambios y desarrollos técnicos en sus campos. La mayoría quiere sentirse más realizada pero no quieren esclavizarse a sus compañías y logros. Muchos se han vuelto adictos al trabajo, descuidando y enojando a sus familias y sintiéndose frustrados y como si tuvieran un torbellino interior. Pocos son los que llegaron a la cumbre para descubrir que no es mucho lo que hay en la cima.[21]

Algunas de estas personas exteriormente exitosas son influyentes pero hiriéndose por dentro, como también dañando a terceros en el proceso. Muchos tienen una pasión y una ambición pero son egocéntricos e insensibles hacia el prójimo. Algunos han seguido a mentores que no han sido los mejores ejemplos de una vida equilibrada y sana.

Estas tristes vidas plantean una importante pregunta: ¿podemos triunfar en nuestras carreras y ser efectiva y verdaderamente influyentes para bien, sin caer en torbellinos emocionales como pasa con los pacientes del doctor LaBier. Creo que la respuesta es sí.

Philip B. Crosby, el escritor especialista en empresas, realizó un interesante estudio del liderazgo mediante el cual identificó tres aspectos necesarios para la efectividad en el mundo profesional y empresarial. Estos tres aspectos

–edificar buenas relaciones, esforzarse por la alta calidad y manejar efectivamente las finanzas– son considerados como el fundamento sobre el cual deben edificarse las vidas y las carreras sanas y equilibradas. Yo agrego dos más: aprender todo lo que puedas y vivir de acuerdo con el criterio bíblico del éxito. Si podemos edificar nuestras carreras, ministerios y familias sobre estos cinco cimientos, entonces podremos ser exitosos, efectiva y verdaderamente influyentes en nuestros hogares, comunidades y más allá aun. Podemos ser verdaderamente influyentes sin invalidarnos emocionalmente en el proceso.

1. *Edificar buenas relaciones*. Billie Davis era una niñita sureña durante la Gran Depresión. Su familia viajó por los campos algodoneros y fruteros en busca de trabajo, logrando sobrevivir en el proceso. Uno de sus hermanitos murió de hambre y la familia siempre estuvo hambrienta.

Un panadero, instalado cerca de los campamentos de trabajadores migrantes, tuvo lástima de la pobre gente hambrienta, de modo que diariamente cargaba un camión con el pan del día anterior y conducía lentamente por los polvorientos callejones de chozas. Un hombre que iba en la parte de atrás del camión iba tirando el pan al suelo a medida que pasaba el camión.

Billie Davis escribió muchos años después de haberse vuelto profesora de universidad: «Corría tras el camión con la demás gente y conseguía mi pan, el que alguna nutrición aportaba. Y me alegro que haya habido gente tan compasiva para alimentar a los pobres, ¡pero odiaba tanto esa panadería! Despreciaba al hombre que me arrojaba el pan porque yo tenía que hacer el trueque de mi dignidad, *de mí misma*, por una holgaza de pan».

Un día la familia de Billie descubrió una escuela dominical y la niñita tomó su lugar, vacilante, en una sillita roja. La maestra hizo algo ese día que cambió la vida de la niña; la maestra no mostró lástima, ni criticó ni predicó contra el pecado sino que le dijo a la niñita que ella era una hija de Dios y que Jesús la amaba.

Más adelante, cuando Billie tenía ocho años y vendía canastos en la calle, un cliente le dijo que debería estar en la escuela que era gratis. La niña no pudo creerlo. Nada de lo que conocía era gratis, por lo que fue a una escuela pública a preguntar si era verdad lo que había oído. Después escribió: «Me inscribieron y me asignaron un escritorio» y me enseñaron que «en realidad podía aprender, que no era diferente de la gente real cuando tenía las mismas oportunidades y trato».

A medida que Billie creció fue conociendo a Jesús, quien se mostró compasivo, aceptó a las personas imperfectas, dedicó tiempo a los parias sociales, escuchó a los confundidos, criticó a los de espíritu orgulloso, se mostró misericordioso y le enseñó a la gente cómo encontrar el perdón por sus pecados.

«La pobreza no era mi peor problema», escribió Billie mientras reflexionaba sobre su infancia, «el principal problema fue no pertenecer, no pertenecer a parte alguna o a nadie». Las personas necesitamos pertenecer, necesitamos relaciones, necesitamos ser tratadas con respeto y dignidad.[22]

Si quieres ser verdaderamente influyente, aprende a ser sensible a la gente; trátalos cortés, amable y dignamente. No serás verdaderamente influyente si no edificas relaciones y si no te interesas por las personas.

2. *Empéñese por la buena calidad.* Hace varios años dos hombres decidieron entrevistar a los más altos ejecutivos de las empresas norteamericanas mejor dirigidas. Luego que Thomas Peters y Robert Waterman publicaran *En busca de la excelencia* –libro donde narran sus hallazgos–, hubo una oleada de interés por la calidad, apareciendo toda clase de artículos, libros y seminarios para entregar lineamentos a fin de edificar la excelencia en nuestras empresas, carreras y vidas.[23]

Hoy ha cedido bastante ese entusiasmado interés, pero no así la importancia de la excelencia y la elevada calidad. Las compañías mejor administradas del grupo que entrevistaron Peters y Waterman, demostraban gran respeto por las personas, trataban de mantener las cosas de manera sencillas «pese a la abrumadora y auténtica presión para complicar» todo, y nunca perdían de vista su compromiso con la alta calidad de sus productos y servicios. Estas empresas evitaban la mediocridad y así era su actitud que proclamaba: «Lo que hemos hecho es bastante bueno». El crecimiento de la empresa como tal perdía importancia ante la calidad. Había acuerdo general que si la calidad estaba primero, el crecimiento es automático.

Ninguno de nosotros puede hacer todo bien, pero todos podemos hacer bien algunas cosas. Decide lo que quieres hacer con elevada calidad, luego empeña todos tus esfuerzos para hacerlo. «Luchar por la excelencia en el trabajo propio, cualquiera sea, no es solamente el deber del cristiano sino que constituye una forma básica del testimonio cristiano».[24]

3. *Manejo efectivo de las finanzas.* Dado que el éxito en esta vida depende de la pericia financiera, probablemente yo sea un tremendo fracaso. Apenas entiendo el significado de las cuentas por cobrar, el flujo de caja, los dividendos, la ganancia o utilidad neta y, más allá de estos conceptos, estoy totalmente perdido. Cuando trato de leer el prospecto de alguna cuenta de inversiones o de un mercado de capitales, me parece lo mismo que una declaración legal o un manual de computadora: largas cadenas de palabras complicadas escritas con la peor gramática posible, que nada significan excepto, quizá, a quién la escribió y unos pocos expertos.

Pero sí sé reconocer las cuentas, tengo mucha experiencia en esto, igual que usted. Sé cómo poner al día una libreta de cheques. Trato de evitar las tarjetas de crédito y pago lo que debo. No es difícil que cualquiera de nosotros se dé cuenta de lo que le sucede a las personas, empresas, iglesias, ministerios, instituciones académicas, los gobiernos, cuando usan dinero que no tienen o adquieren cosas por las que no podrán pagar después.

La administración del dinero en forma irresponsable, descuidada y desordenada desacredita a cualquiera que controle fondos. Las organizaciones cristianas se tornan tema de chistes y burlas si el dinero de los donantes no es administrado con gran cuidado e integridad.

Hace varios años recuerdo haberme parado cerca de un edificio de torre muy alto y parcialmente completo, ubicado cerca de una iglesia en la ciudad de Ohio. La torre iba a tener un restaurante giratorio y dar gloria a Dios. Parece que fue diseñada también como centro de exposición para los líderes de la iglesia que ordenaron su construcción, pero se acabaron los fondos.

Jesús se refirió a esta situación hace siglos: «Porque ¿quién de vosotros, queriendo edificar una torre, no se sienta primero, y calcula los gastos, a ver si tiene lo que necesita para acabarla? No sea que después que haya puesto el cimiento, y no pueda acabarla, todos los que lo vean comiencen a hacer burla de él».[25]

Es muy probable que las personas que administran mal el dinero, como los constructores de la torre, no sean verdaderamente influyentes. Si necesita ayuda para manejarse en materia de finanzas, haga como yo. Vaya con alguien que entienda finanzas y pida que lo guíe. Cuando tenemos ordenadas las finanzas podemos ser verdaderamente influyentes en mejor forma, con credibilidad.

4. *Nunca deje de aprender.* Los norteamericanos se ha ido volviendo un pueblo de chiflados por estar en excelente forma física. Trotamos, hacemos gimnasia aeróbica, nadamos, hacemos dieta, andamos en bicicleta, levantamos pesas, vamos a clubes especializados en la materia, tratamos

de mantener en perfecta forma nuestros cuerpos. Todo esto representa un saludable cambio respecto de los días en que el ejercicio era evitado como si fuera la peste. Algún irónico ha comentado, sin embargo, que muchos restringen su ejercicio a las partes del cuerpo debajo del cuello, de modo que cada músculo es ejercitado, pero el cerebro no.

Philip Crosby analizó los fracasos empresariales para concluir que, en cada caso, los problemas se presentaron porque los empleados y los ejecutivos no estaban dispuestos a seguir aprendiendo o a reconocer la realidad. «El desierto de las empresas está cubierto con los huesos de aquellos que creyeron entender por completo y dejaron de aprender».[26]

El exceso de estudio puede agotar al cuerpo en ciertos momentos,[27] pero esto no constituye excusa para cortar el flujo de información y de nuevas ideas a nuestro cerebro. Nadie, sea ejecutivo, pastor, profesor, estudiante, profesional, ama de casa, artista, científico, anciano, músico, escritor de libros, empresario, puede ser verdaderamente influyente en forma relevante si deja de aprender.

5. *Siga el mandato bíblico para triunfar*. Josué heredó una enorme responsabilidad cuando asumió el mando luego que Moisés muriera. La nación nunca había tenido otro líder y Josué quería triunfar en su nuevo rol. Las instrucciones impartidas por Dios a Josué parecen extrañas en nuestra época de libros y seminarios sobre el éxito. Dios dijo a Josué: «Esfuérzate y sé valiente... Dios estará contigo en dondequiera que vayas».

En otras palabras, obedece la Palabra de Dios, medítala, y haz lo que está escrito en ella, «porque entonces harás prosperar tu camino, y todo te saldrá bien».[28]

La Biblia da muchas guías para vivir y triunfar en esta vida, pero quizás los principios estén resumidos en este mensaje para Josué: Recuerda que Dios está cerca para darte fuerzas, de modo que decide conocer su Palabra y obedece sus mandamientos.

Diferentes clases de personas influyentes

En las páginas anteriores hemos examinado una amplia gama de personas verdaderamente influyentes. Algunas son famosas; la mayoría no. Algunos, como Josué, son figuras históricas y personajes de la Biblia; la mayoría son individuos de la época presente. Muchos se dan cuenta que son verdaderamente influyentes; quizá, muchos otros no. Algunos se proponen ser verdaderamente influyentes en forma que honre a Dios; otros no se interesan por eso.

Si no ha contestado estas tres preguntas básicas, pues, llegó la hora que las responda:

• ¿Qué hago ahora para ser verdaderamente influyente?

• ¿Cómo puedo ser verdaderamente influyente en el futuro?

• ¿Cuáles son mis motivacines para querer ser influyente?

La última puede resultarte la más difícil pues, a veces, queremos ser verdaderamente influyentes para sentirnos bien por dentro, dejar el mundo hecho un mejor lugar para vivir, sentir que nuestra vida ha servido para algo u obtener la aprobación del prójimo. Quizá ninguno de esos motivos sea malo en sí, y probablemente todos nos motiven en cierta manera, aunque sea un poco.

Pero en última instancia no es muy valioso ser verdaderamente influyente a menos que pretendamos complacer y honrar a Dios. La influencia verdadera más duradera y valiosa es aquella ejercida para dar gloria a Dios y a su hijo Jesucristo.

Decídase a ser verdaderamente influyente para y por Dios.

Características destacadas del capítulo

- Los misioneros y otros viajeros internacionales no son las únicas personas que son verdaderamente influyentes en este mundo. Nosotros podemos serlo aunque rara vez nos alejemos de nuestro barrio.

- Los que son verdaderamente influyentes en forma efectiva suelen tener una pasión por algo, un propósito central en su vida que guía sus actividades y los mantiene activos.

- El trabajo rutinario, las distracciones, las interrupciones inesperadas o demasiadas exigencias pueden obstaculizar nuestra efectividad impidiendo que seamos verdaderamente influyentes.

- La ambición personal puede impedirnos ser verdaderamente influyentes, pero la ambición que no es egoísta puede ser una fuerza positiva que nos ayude a cumplir metas dignas y valiosas, llegando a ser verdaderamente influyentes en forma efectiva.

- Los que son verdaderamente influyentes eligen buenos mentores y procuran ser, a su vez, buenos mentores para otros.

- Para ser verdaderamente influyente en su vecindario o donde trabaja, procure guiarse por estos cinco principios: edifique buenas relaciones, empéñese por la elevada calidad, maneje en forma efectiva las finanzas, nunca deje de aprender y obedezca el mandato bíblico para el éxito.

- Decídase a ser verdaderamente influyente por y para Dios.

16
Personas especiales que influyen en otros

Cortinas de fría lluvia impulsadas por los fuertes vientos del norte golpean el rostro de la solitaria figura que avanza a lo largo de las rocas, no lejos del mar. Aun era verano en las tierras altas de Escocia, a mediados del verano. Sin embargo ya hacía frío y las ráfagas de viento «mordían». La tormenta había levantado gigantescas olas que reventaban su furor contra las rocas costeras.

El hombre que caminaba por las rocas parecía más vigorizado que perturbado por el clima. Protegido de la intemperie por un largo impermeable y un brillante par de gruesas botas de agua, empezó a saltar de una roca a otra, elevando su voz para formar dúo con el viento que aullaba. Cualquiera que lo viera hubiera sabido que él estaba absolutamente inmerso en la excitación de andar por esa zona en una lluviosa tarde de verano.

Hasta que se resbaló.

Su pie se metió en un angosto surco, lo que le hizo perder el equilibrio, y mientras caía su cabeza se golpeó en las rocas dejándolo inconsciente.

Nadie sabe cuánto tiempo yació bajo la lluvia mientras rugía la tormenta y caía la noche. Poca esperanza había de que fuera rescatado de inmediato, menos en ese tiempo. Cuando recuperó la conciencia, el tembloroso hombre se dio cuenta que iba a morir si pasaba la noche en esa rocosa cornisa húmeda y barrida por el viento. Su única esperanza era sacar su pierna de su trampa de piedra y tratar de regresar a la casa de huéspedes donde se alojaba.

El dolor era tremendo y cuando logró sacar su pierna,

ésta quedó colgando, inútil, como una cuerda hecha de fideos hervidos. Clamando a Dios por ayuda empezó el largo viaje de regreso. Sentándose sobre su impermeable, tomándose las manos por detrás y usando la pierna en buen estado, puedo moverse unos cuantos centímetros hacia atrás en dirección a la duna. Se paraba, oraba y pedía auxilio a gritos cada doce de esos ejercicios para moverse.

Una voz inaudible parecía repetir en su cerebro: «No te rindas, Lloyd. No te rindas». Y no se rindió.

Mojado hasta los huesos y temblando de frío, fue moviéndose centímetro a centímetro, de regreso a través de un campo con pegajoso barro y excrementos, mientras las curiosas e inconmovibles ovejas lo contemplaban. El dolor se hacía insoportable; cortes y magulladuras en su cuerpo debilitado se agregaban a la agonía. Salía y entraba en la conciencia mientras se deslizaba, pero pensaba en un versículo bíblico que sabía de memoria hacía años: «Porque yo sé los pensamientos que tengo acerca de vosotros, dice Jehová, pensamientos de paz, y no de mal, para daros el fin que esperáis».[1]

Aunque en ese momento el hombre no podía saberlo, el Señor tenía un futuro para él. Un médico cristiano que daba un paseo con sus dos hijas, después que paró la lluvia, lo encontró en el campo. Pronto este deportista lesionado recibió una inyección calmante para su dolor, fue puesto con suavidad en una ambulancia y llevado al hospital.

Años después iba a escribir: «Yo que viví por años en la pista de alta velocidad, hasta cuando estudiaba... lo hacía por períodos continuados; las vacaciones eran cortas, sólo lo suficiente para recuperar el aliento y seguir a toda prisa adelante. ¡Ahora ni siquiera podía caminar! Pero el Señor seguía recordándome: «Tengo planes para ti... un futuro, una esperanza».

El hombre que se cayó en las rocas de aquellas tierras altas de Escocia era un norteamericano, autor de numerosos libros, predicador de fama nacional y pastor titular de una iglesia importante en Hollywood, Calif[...] Lloyd John Ogilvie había viajado a Escocia p[...] libro sobre la esperanza y ya tenía buena pa[...] minada cuando fue a dar ese paseo que le [...] ranza por experiencia propia.[2]

También aprendió sobre ser verdaderamente influyente. Antes de accidentarse, Lloyd Ogilvie había sido verdaderamente influyente en miles de vidas, pero en los largos meses de convalecencia aprendió que otras personas cariñosas, sensibles e interesadas podían ser verdaderamente influyente en su propia vida; aprendió además la forma en que un accidente y una larga convalecencia podían moldearlo para que fuera un hombre más sensible, efectivo, inspirador de esperanza y verdaderamente influyente.

Personas especiales que influyen favorablemente en otros

Hemos visto en este libro cómo gente que lleva vidas comunes y corrientes puede ser verdaderamente influyente. Sin embargo, a veces Dios, en su sabiduría, se inclina y elige a unos pocos individuos para que sean verdaderamente influyentes en forma única y altamente significativa en las vidas del prójimo. Estos raros siervos de Dios constituyen sus «comandos especiales», cuadro de élite de personas verdaderamente influyentes nombradas por Él.

Abraham, Nehemías, Ester, David, Daniel, Pablo fueron usados por Dios en forma especial. Dios ha escogido personas especiales, verdaderamente influyentes en nuestra época entre los cuales se cuentan Billy Graham, Jim Dobson, Tom Landry, Charles Colson, Sandi Patti, Lloyd Ogilvie.

Muchos de este tipo de creyentes parece dotado específicamente de talento, recursos u oportunidades. Abraham fue insólitamente rico. Salomón fue el más sabio de todos s hombres que han vivido. José y Daniel tuvieron cargos de suma responsabilidad. Ester fue reina; David fue rey. Débora, una profetisa, líder militar y poeta en una cultura dominada por los varones.³ Pablo tuvo una esmerada educación superior. Aquila y Priscilla fueron un matrimonio desacostumbradamente efectivo que participó en misiones, enseñanza, hospitalidad y servicio en la iglesia de los primeros tiempos.

El Dios que suele usar gente común y corriente para que sea verdaderamente influyente, también usa personas con insólitas visiones, capacidades, creatividad, dedicación, preparación, prominencia o riqueza. A veces entrega más recursos a esas personas para que estos individuos dotados de este renovado poder puedan ejercer impactos especiales.

Solamente Dios sabe por qué eleva algunas personas consagradas a posiciones de importancia e influencia, mientras que otros creyentes, igualmente consagrados, siguen siendo relativamente desconocidos y en absoluto aclamados. No obstante, sí sabemos que Dios se inclina más por elevar a quienes son humildes, cercanos a él, obedientes y dedicados a ser siervos.⁴

Hace treinta años A. W. Tozer escribió unas penetrantes palabras sobre el liderazgo que pueden aplicarse igualmente bien al ser verdaderamente influyente. Si a usted le parece, lea el siguiente párrafo en forma lenta, y reemplace «líder« con «hacedor de diferencias».

> «Un líder verdadero y seguro es probablemente quién no desea serlo, pero se ve forzado a la posición de liderazgo por la presión interior del Espíritu Santo y la premura de la situación externa. Así fueron Moisés, David y los profetas del Antiguo Testamento. Pienso que no ha habido un líder desde Pablo al presente que no haya sido reclutado por el Espíritu Santo para la tarea

y comisionado por el Señor de la Iglesia para desempeñar una posición por la cual esta persona poco se interesaba. Creo que podemos aceptar como regla de sentido común bastante confiable que la persona que ambiciona dirigir queda descalificada como líder. El verdadero líder no tendrá deseos de enseñorearse sobre la heredad del Señor sino que será humilde, gentil, sacrificado, abnegado y tan listo para obedecer de la misma manera que dirigir cuando el Espíritu Santo le hace saber claramente que ha aparecido una persona más sabia y más dotada.»[5]

Nada malo hay en querer ser verdaderamente influyente en forma especial, pero Dios parece asignar ciertas responsabilidades únicas a personas que son «humildes, gentiles, sacrificadas, abnegadas y tan listas para obedecer de la misma manera que dirigir».

Innovadores verdaderamente influyentes

¿Recuerdas siquiera a una profesora de tu escuela que haya dicho a algún alumno «¡Deja de soñar y presta atención!»? Las mentes jóvenes pueden desviarse con suma facilidad de las lecciones de matemáticas o idiomas —especialmente en los perfumados días de primavera— para soñar experiencias más placenteras, allá afuera bajo el sol con los amigos.

Cuando nos aburrimos todos nos ponemos a divagar, pero soñar posibilidades interesantes puede resultar muy estimulante, en especial si tenemos a otras personas que nos ayuden a soñar. Yo tengo varios amigos muy creativos cuyas mentes siempre vivas bullen con innovaciones verdaderamente influyentes. Cuando me reúno con cualquiera de ellos nos lanzamos ideas unos a otros, a veces durante horas, y salimos entusiasmados, refrescados y listos para probar cosas nuevas. Mientras hablamos surgen ideas frescas y creativas que no habíamos pensado por separado. Luego de nuestras reuniones periódicas seguimos cada cual por su lado, pero nuestras mentes no paran. A menudo seguimos reflexionando sobre nuestra conversación, pensando lo que puede hacerse para ser verdaderamente influyente y cómo poder lograr nuestras metas.

Algunas personas son más creativas que otras; quizá esto sea algo innato, pero hay pruebas de que la creatividad se puede aprender. Ciertamente puede ser desarrollada, especialmente en las personas dispuestas a seguir aprendiendo, inclinadas a discutir sus ideas con otras personas y que no temen probar cosas nuevas.

Charles Garfield ha estudiado a los que se desempeñan siempre a muy elevado nivel. El ha encontrado que algunos son innovadores, otros consolidan y unos pocos innovan y consolidan a la vez. Las empresas rentables y las organizaciones efectivas –hasta las iglesias– necesitan a los tres tipos, los cuales pueden ser todos verdaderamente influyentes.

Los *innovadores* leen mucho, gustan de oír acerca de las cosas nuevas y de las tendencias sociales, se interesan en otras personas y se preocupan por la política. Esperan sorpresas, se aburren con el exceso de rutina y parecen dinamizarse con los cambios y desafíos. Son personas que disfrutan las nuevas ideas y se deleitan en discutir las posibilidades creativas con sus amigos. Como todas las personas creativas, los innovadores piensan en forma original y fresca. A menudo advierten posibilidades y ven cosas que los demás no perciben. Sin embargo, a veces los innovadores no son capaces de concretar en la realidad sus sueños creativos. Tienen grandes planes pero no siempre logran que las cosas se hagan.

En cambio, los *consolidadores* toman lo que es sabido y hacen que sucedan cosas. Estas personas se interesan poco en el cambio, las posibilidades remotas o las novedades. En el mejor de los casos gustan de hacer bien sus trabajos y seguir mejorando la eficiencia y la competencia.

En el peor de los casos se enredan en controlar rígidamente la manera en que se hacen las cosas y así resulta que a veces sofocan la creatividad.

La mayoría de las personas opera entre esos dos extremos; a veces oscilamos hacia uno y luego nos vamos al otro. Sin embargo, hay unos cuantos individuos, unos pocos, que parecen diestros en ambas áreas y son los innovadores que piensan brillantes ideas nuevas y los consolidadores que saben cómo volver realidad sus sueños. Los innovadores y los consolidadores que trabajan juntos son, muy a menudo, verdaderamente influyentes en gran manera.

Cuando vivimos en Suiza visitamos la Comunidad de L'Abri. Allí, Francis y Edith Schaeffer dirigieron, en una pequeña aldea rodeada de montañas, una comunidad cristiana de personas, familias, viajeros, buscadores espirituales y estudiantes que vivieron, trabajaron, compartieron, aprendieron y adoraron juntos. Después de almorzar, el día que estuvimos de visita, el doctor Francis Schaeffer habló informalmente y contestó unas preguntas.

Habíamos leído muchos libros escritos por él y escuchado algunas de las grabaciones que hizo, pero fue inspirador e ilustrador ver a este consagrado erudito de la Biblia relacionarse con la gente de L'Abri. El fue un ávido lector, un brillante filósofo, un célebre teólogo, un estupendo orador que podía ser sensible y altamente perceptivo. Hacia el fin de su vida el doctor Schaeffer fue especialmente usado por Dios para ser verdaderamente influyente a nivel mundial. Sus escritos fueron leídos en todas partes, sus conferencias contaron con mucho público interesado y sus películas fueron pioneras en materia de esfuerzos docentes.[6]

Francis Schaeffer se relacionó constantemente con las personas, se mantuvo al tanto del mundo mediante sus

cturas y estuvo siempre dispuesto a probar las
an nuevas. Evidentemente fue innovador y
, a la vez que humilde, siempre dispuesto a
ser usado por Dios. El fue verdaderamente influyente en forma especial.

El peregrinaje terrenal de Francis Schaeffer terminó hace unos años cuando el cáncer asfixió su vida, pero su influencia perdura. El fue modelo en muchas formas para quienes sienten que pueden ser tocados por Dios para ser personas influyentes en forma innovadora.

Visionarios verdaderamente influyentes

No siempre los influyentes especiales de Dios son innovadores, pero invariablemente son visionarios.

Se ha dicho que la visión es «la clave para ejercer un gran impacto por Dios» y es la característica que realmente significa toda una diferencia en los cristianos que quieren ser verdaderamente influyentes.

La visión separa a las personas que están en el medio de la acción de aquellos que observan desde los lados. George Barna definió la visión como «la diferencia entre flotar en la incertidumbre y seguir adelante en la seguridad de la guía y propósito de Dios».[7]

Warren Bennis describe la visión como «el primer ingrediente fundamental del liderazgo», la característica «más central» de todas las que poseen los líderes destacados.[8] J. Oswald Sanders escribió en su libro sobre el liderazgo espiritual, clásico ya, que «aquellos que han influido en forma más poderosa y permanente a sus épocas, suelen ser personas que han visto más y más lejos que los demás».[9] Sanders argumenta con efectividad que los grandes pioneros de las misiones fueron, sin excepción, visionarios capaces de ver más allá de los problemas presentes, previendo las futuras posibilidades y potenciales.

De acuerdo con el presidente del directorio de General Motors, la visión es el lugar donde empieza el arte de administrar «cualidad que nunca ha sido tan crucial como lo es hoy».[10]

La visión está presente con mucha frecuencia en los que son verdaderamente influyentes para Dios de una forma especial.

¿Qué queremos decir con esto de visión?

Hay diferentes definiciones[11] pero todas señalan que la *visión* es el claro sentido de saber adonde va con su vida, su carrera y su ministerio; es un sentido de dirección, una fuerza propulsora, la determinación de concretar una meta pese a los obstáculos, la fatiga, la oposición, el descorazonamiento y hasta los periódicos fracasos. Es similar a la pasión que consideramos en el capítulo anterior, pero la visión es más amplia, abarca toda la vida y envuelve tanto un compromiso profundo con alguna tarea como un plan de acción decisivo y en continua mejoría y realce. La visión abarca optimismo y esperanza, la habilidad para ver el potencial donde los demás ven únicamente obstáculos e imposibilidades.

George Barna sugiere que miremos a los visionarios cristianos y encontraremos hombres y mujeres en los que hay cuatro características fundamentales. Primero, son gente de *oración*, que buscan continuamente la guía de Dios y escuchan sus direcciones. Segundo, los visionarios son gente de *acción* que cuando están encendidos por una necesidad insatisfecha buscan la dirección y providencia de Dios, planean paso por paso las maneras de satisfacer la necesidad, conseguir la ayuda de otras personas y seguir adelante. Tercero, los visionarios son gente *perseverante* que esperan encontrarse con obstáculos y oposición, pero son inconmovibles en su resolución para hacer lo que sienten que Dios los guía a hacer. A veces la tarea parece abrumadora, pero son como Pablo que escribió que no tenía elección sino predicar el Evangelio. El amor de Cristo lo impelía a continuar su ministerio.¹² La gente visionaria está determinada en forma similar a concretar sus metas. Cuarto, la gente con visión son personas *entusiasmadas*. Irradian celo y propósito, y a menudo sienten que sus vidas están en la avanzada, abriendo camino en territorios nuevos aún inexplorados.¹³

Hay muchos visionarios en la Biblia, pero no hay mejor ejemplo que Nehemías, quien tuvo la visión de reconstruir las murallas en torno a Jerusalén, y pese a la intensa oposición persistió en la tarea hasta que el trabajo estuvo finalizado.

Como hemos visto, muchos que son verdaderamente influyentes no son visionarios, pero si usted es uno que parece tener el potencial de un visionario o si está motivado por una o más visiones de vida, pida a Dios que muestre un área de necesidades que pueda ser satisfecha con sus intereses, talentos y habilidades. Aprenda todo lo que pueda sobre el tema, sea uno o varios, que le conciernan. Lanzarse a concretar un proyecto sin saber qué se necesita para ello, representa un despilfarro de tiempo, energía y recursos; además debe saber qué han intentado hacer otras personas antes que usted, qué destrezas y provisiones se necesitarán para seguir adelante en pos de la meta. Ore en cada etapa del camino. Consiga la ayuda, las ideas y los talentos de otras personas. Los ministerios y los proyectos lanzados por una sola persona y edificados en torno a un solo líder suelen desviarse con mucha frecuencia y terminan en el desastre. Prepárese para las dificultades, quizá hasta para la persecución, porque esto le pasa a los visionarios que conciben ser verdaderamente influyentes.¹⁴

¿Cómo lo afecta todo esto a usted?

¿Le suena lo dicho hasta ahora como algo que podría hacer, o le parece que se refieren a otra clase de persona? Fácil es dejarse abrumar cuando leemos sobre los visionarios. Cada uno siente que «esto es para otras personas, no para mí». Si leer esto le ha suscitado esta clase de reacción

–que es muy común– trate de acordarse de dos puntos:

Primero, los visioinariios no siempre son personas destacadas decididas a cambiar el mundo. Dios da grandes visiones a pocas personas que, a su vez, tienen responsabilidades de mayor calibre, las que suelen ir acompañadas de mayores dificultades. Sin embargo, es más frecuente que Dios nos de visiones mucho más pequeñas y más manejables, tal como influir a los miembros de la familia, dar amor y ayuda continua a los niños pobres que andan por las calles o alentar a los misioneros con cartas y oraciones. Estas responsabilidades son de menor resalte, pero no menos importantes.

Dios se interesa más por la fidelidad, la obediencia y la excelencia que por las cantidades, tamaño y apariencias, aspectos que son los parámetros que solamente nosotros, la gente, usamos para juzgar.[15]

Segundo, mientras que cualquiera puede ser verdaderamente influyente, parece evidente que solamente unos pocos son visionarios. Reflexionemos en Nehemías, quien tuvo una visión inspirada por Dios para reconstruir las murallas protectoras de Jerusalén y quién dio la orientación general a la tarea. Piense en el caos que hubiera habido si todos hubieran sido igualmente visionarios. Cuando Nehemías supervisó las destrozadas murallas de la ciudad, tuvo la visión general de reconstruirlas y otros trabajaron diligentemente como parte del equipo.

Poderosos verdaderamente influyentes

Cuando Michael Korda escribió *Power! How to Get It, How to Use It*, no necesitó mucho tiempo para ver su libro en el primer lugar de las ventas del rubro.[16] Korda alegaba en forma provocativa y carente de sentido tradicional que la vida es un juego de poder: conseguirlo, controlarlo y usarlo, para obtener seguridad, fama, relaciones sexuales y dinero. Luego de citar la famosa expresión de Lord Acton: «El poder corrompe y el poder absoluto corrompe absolutamente», Korda argumentaba que es peor no presionar para acceder al poder. Vivimos en un mundo manejado por el poder, y decía que tenemos que asirlo, aferrarnos al poder, disfrutarlo y usarlo para conseguir lo que queremos.

Todos sabemos de las luchas de poder entre cónyuges, padres e hijos, pandillas callejeras rivales, enemigos políticos y facciones recíprocamente opositoras en las universidades, empresas, organizaciones profesionales, denominaciones religiosas o iglesias. La mayor parte de estas luchas presuponen acciones egocéntricas, sentimientos encallecidos, rabia y la manipulación de otras personas. Los jugadores del juego del poder sienten ansiedad e inseguridad aunque ganen la cuota más grande de poder imaginable.

No es fácil ser verdaderamente influyente en un mundo, comunidad o familia donde la gente lucha por el poder. A veces tenemos que trabajar con personas (a menudo incompetentes que no razonan) celosas de su poder y que se sienten amenazadas cuando saben que tenemos planes y pasiones para ser verdaderamente influyentes. A veces debemos trabajar dentro del sistema de poder consciente del gobierno y puede que tengamos que pedir aprobación a los comités, juntas de la iglesia o personas que detentan cargos de poder para nuestros edificios y planes. A veces parece difícil mantener la integridad cuando tenemos que vivir y trabajar en una cultura enloquecida por el poder. De acuerdo al futurista Alvin Toffler estamos ingresando a una etapa de la historia humana en que «se desintegra toda la estructura de poder que sostuvo al mundo». Toffler manifiesta que está ocurriendo un vuelco inmenso en el poder, vuelco que va desde los niveles más altos del gobierno a la interacción cotidiana con nuestros vecinos, familiares y colegas. A medida que va terminando este siglo, parece que todos experimentarán cambios radicales en cuando a quién detenta poder, cómo se lo usa y cómo se lo controla.[17]

Sin embargo, a pesar de estos cambios, no somos títeres en las manos de quienes tienen poder o luchan por tenerlo. Durante siglos ha habido gente verdaderamente influyente, comprometida y resuelta que ha podido efectuar cambios significativos a pesar del poder de terceros que interfieren. Cuando Dios nos guía a que seamos verdaderamente influyentes, podemos seguir adelante con toda confianza, especialmente si recordamos dos importantes verdades en forma continua: el poder puede destruir, pero el definitivo poder final pertenece a Dios.

El poder puede destruir. A menudo se abusa del poder con resultados malos. Richard Foster manifiesta que el poder suele destruir las relaciones, la confianza, el diálogo y la integridad.

«El pecado del jardín fue el pecado del poder; ellos quisieron ser más, tener más, saber más de lo justo. Descontentos por ser criaturas, quisieron ser dioses». Foster prosigue aseverando que cuando se combinan poder y orgullo, tenemos la fuerza más destructora de todas, especialmente si poder y orgullo están en personas que no rinden cuentas ante nadie.[18]

En el siglo VI hubo muchos profetas y monjes caminantes que lucían píos, hablaban con elocuencia y eran ampliamente aclamados por las comunidades cristianas que visitaban. Estos predicadores caminantes tenían poder, orgullo y eran arrogantes pero no rendían cuentas y muchos cayeron en la corrupción pecadora de permitirse y darse todos los gustos, justamente por no tener a quién rendir cuentas.

Algo parecido puede suceder a los predicadores modernos y a otros creyentes de hoy que detentan poder, aunque sea limitado, pero que no rinden cuentas a nadie excepto a sí mismos. La manera extravagante de gastar dinero de Jim Bakker, su ingenua creencia que Dios seguiría abasteciendo sus emprendimientos junto con su política de crear nuevos proyectos para pagar los anteriores, llevaron al colapso al ministerio que había edificado. Bakker era un hombre con poder y orgullo, y sin realmente rendir cuentas debidamente.

Sorprende darse cuenta que las fuerzas de Satanás sean llamadas «los poderes de este tenebroso mundo».[19] El día que empecé con este capítulo fui al servicio vespertino de una iglesia cercana a mi casa donde se predicaba sobre Daniel. En un momento el predicador se detuvo para afirmar algo que me llamó mucho la atención. El dijo no estar cien por ciento seguro de poder respaldar su aseveración con las Escrituras pero «parece haber abundantes pruebas de que *mientras más nos interesemos y dediquemos a ser verdaderamente influyentes, más activos se vuelve Satanás y las potestades de las tinieblas para crear problemas y poner obstáculos*».[20]

¿Cómo derrotar estos poderes satánicos y ser verdaderamente influyente en nuestra sociedad famélica por el poder?[21]

Primero, reconoce que Cristo ya derrotó a las potestades de las tinieblas «y despojando a los principados y a las potestades, los exhibió públicamente, triunfando sobre ellos en la cruz».[22]

El Espíritu Santo vive en nosotros y es mayor que el diablo y el poder satánico en el mundo.[23]

Segundo, debemos rehusar jugar con las reglas del juego del poder gracias a la guía y fuerza del Espíritu Santo. No tratemos de dominar, intimidar o manipular al prójimo y las circunstancias para conseguir lo que queremos. Consideremos constantemente nuestros propios motivos y procuremos liberarnos de la lujuria del dinero, el sexo, el dominio, el poder.

Tercero, debemos mantener nuestra responsabilidad de rendir cuentas a Dios y a los amigos cristianos que pueden orar por nosotros, exhortarnos, desafiarnos, señalar nuestros puntos ciegos, convocarnos a cambiar y esperar que llevemos vidas que complazcan a Dios. Nos damos cuenta que el Espíritu Santo vive dentro de los creyentes produciendo cambios, de modo que no tenemos por qué entrar en los juegos del mundo de la manipulación y el poder. Debemos ser hombres y mujeres que caminan diariamente con Dios, empleando todas las armas de Efesios 6:18.

Podemos elevarnos, gracias a la ayuda de Dios, por sobre la garra destructora del poder terrenal, aun del fluctuante poder terrenal y llegar a ser verdaderamente influyentes en forma única y efectiva.

El poder final pertenece a Dios. Cuando Jesús anduvo en la tierra no lucía muy poderoso pues, por un tiempo, optó no usar su poder. Sin embargo, al final de su vida, dijo a los discípulos que *todo* poder y autoridad, en cielo y tierra, está bajo su control.[24]

Por ahora Satanás tiene algo de poder, pero no le durará mucho porque el poder del diablo es prestado, y aunque actualmente use ese poder para recorrer la tierra como león rugiente que busca personas para devorar, no seguirá siendo poderoso por siempre.[25]

Cuando Jesús envió a los doce discípulos a una corta misión de entrenamiento, El les dio instrucciones diciéndoles qué podían esperar, y fue el modelo de lo que esperaba que hicieran, pero antes de salir los discípulos recibieron también poder y autoridad de Jesús para ser verdaderamente influyentes por Dios.[26]

Ese poder sigue disponible aún hoy. No es un poder que dependa de la posición social, del dinero, de la educación o de la gente que conozcamos. No es un poder que se emplee para mejorar nuestra reputación, reforzar nuestras carreras, llenar más nuestros bolsillos, impresionar al prójimo o inflar nuestro ego.

El poder de Dios presupone servidumbre, sumisión y humildad. Ese poder se aprecia en las personas cuyas vidas se caracterizan por un creciente amor, gozo, paz, paciencia, benignidad, bondad, fe, mansedumbre, templanza.[27] La Biblia cambia radicalmente casi todo eso que Michael Korda escribió sobre el poder. Las Escrituras formulan la increíble afirmación que tenemos la fuerza y el poder más grandes que pueda haber cuando somos débiles.[28] Entonces descansa sobre nosotros el definitivo poder final de Cristo, capacitándonos para ser verdaderamente influyentes en forma muy especial.

Una poderosa revolución. Los historiadores del futuro van a mirar retrospectivamente hacia 1989 considerándolo, por cierto, como uno de los años revolucionarios que cambiaron al mundo. Casi toda Europa Oriental se levantó, en cosa de meses, contra el sistema comunista que había dominado y subyugado a millones de personas desde comienzos de la década de los cuarenta. Esta fue principalmente una revolución en nada violenta, sino en gran medida espiritual, puesto que el poder del comunismo se desmigajó en respuesta al poder de la oración.

Por ejemplo, veamos qué pasó en la comunista Alemania Oriental, donde el partido fomentaba el ateísmo aunque la fe del pueblo sobrevivió. Dentro de las murallas de las iglesias fueron muchos los que hallaron esperanza, refugio y alivio de las desapacibles realidades del estado comunista. Cada lunes había reuniones de oración por la noche en las iglesias de todo el país; al comienzo la asistencia era baja pero siguió aumentando hasta llegar a las centenas, y luego a miles, y a veces llegó a inundar las calles.

La gente solía llevar velas que simbolizaban la esperanza; alguien dijo que esta revolución de 1989 fue de oración y velas. «Teníamos las calles manchadas de cera de vela en lugar de sangre», comentó gozoso un hombre luego que cayera el muro de Berlín. No hubo concilios partidarios, libertadores magnetizantes, demostraciones públicas, ni enfrentamientos con tanques ni fuego de ametralladoras. En lugar de eso, la gente salió de sus reuniones de oración, se levantó y exigió cambios. Irónicamente, el avergonzado y moribundo autócrata que casi destruyó su patria, Erich Hoenecker, pudo encontrar refugio solamente en la casa de un pastor luterano. La iglesia que ese líder comunista se esforzó por destruir, se volvió su puerto de abrigo.

James R. Edwards observa que «lo que pasó en Alemania Oriental debiera servir para que nos acordemos que los que creemos en una idea seguimos siendo la fuente más poderosa de la historia, hablando desde el punto de vista puramente humano». Todos los que queremos ser verdaderamente influyentes debiéramos recordar que las cosas son de una manera que no es la manera en que siempre serán. Las naciones con todo su poder, ante Dios «son consideradas por Él como sin valor alguno y menos que nada... El reduce a la nada a los príncipes y gobernantes de este mundo». Todo el poder sigue perteneciéndole.[29]

Influyentes, pero competentes e idóneos

Me inscribí en algunas buenas escuelas para graduados mientras iba en camino a titularme de sicólogo. Recibí excelente preparación, leí cientos de artículos de revistas de actualización, tuve una valiosa práctica, obtuve experiencia en una amplia gama de situaciones prácticas y aprendí con algunos catedráticos excelentes y supervisores en las prácticas. Aprobé los exámenes requeridos, recibí la licencia de sicólogo clínico y estoy legalmente clasificado para abrir un consultorio privado donde probablemente pudiera ser verdaderamente influyente como consejero.

Sin embargo, hay pruebas que la mayor parte de lo que aprendí en la escuela de graduados está hoy obsoleto. Lo mismo pasaría si hubiera optado por estudiar medicina, leyes, ingeniería, corredor de acciones y valores bursátiles, militar, mecánico, bombero, granjero u obrero en casi cualquier otro campo laboral. Lo que aprendemos durante nuestros estudios universitarios queda prontamente atrasado, y si no nos mantenemos al día, nuestro saber se vuelve obsoleto y nos ponemos incompetentes.

Sorprende que haya quienes digan algo sobre la idoneidad competente en una época en que la gente escribe sobre la excelencia, la integridad, el compromiso, la calidad, la innovación, la creatividad, la pasión. Las personas que idóneas tienen las destrezas, saben cómo y cuentan con la experiencia para hacer lo que hacen con un sentido de maestría que domina todo su accionar. Sir Yehudi Menuhin es un competente violinista. Billy Graham es un evangelista competente. Francis Schaeffer fue un erudito idóneo.

Sin embargo, sospecho que la competencia genuina es escasa. Quizás algunas personas se rinden tratando de mantenerse al día cuando están rodeadas por el torbellino del cambio rápido que puede dejarnos, a todos, tan rápidamente fuera de moda. Otros individuos son tan incompetentes porque no se disponen a ser lo contrario, se atarean mucho o son perezosos para desarrollar y mantener el dominio en sus campos de acción. Algunos ni siquiera tratan de ser competentes porque les va bien tal como son. Una vez conocí a un tesorero de iglesia, comprometido, mayor de edad, que se negaba a usar las computadoras o los métodos modernos de contabilidad porque las técnicas que había aprendido medio siglo antes seguían sirviendo para hacer el trabajo. Nadie quería herir sus sentimientos sugiriendo que estaba pasado de moda y que, a la vez, ya era incompetente. Yo me encojo ante la sola idea que muchos profesores, de los que conozco y que siguen activos en sus cátedras, continúan sin molestarse en aprender algo nuevo. Son profesionales incompetentes bien pagados.

¿No es para asombrarse que Dios suela usar gente incompetente para que sea verdaderamente influyente? Antes recordamos que aquellos que son sabios, influyentes o nobles son llamados muy rara vez al servicio cristiano.

Quizá estas personas son demasiado orgullosas para servir o aprender. El mismo Pablo tuvo muchas debilidades pero Dios lo hizo competente.[30] Todos los cristianos verdaderamente influyentes tropiezan y perpetran errores especialmente al comienzo, pero el Señor los capacita para que lleguen a ser competentes.

Hemos visto en forma repetida a través de las páginas de este libro que Dios usa personas que no son muy competentes, pero, a veces, se inclina y selecciona personas que desarrollan un nivel insólitamente elevado de competencia. Estas son personas talentosas que se dan plenamente, practican en forma continua y se esfuerzan desvergonzadamente para desarrollar los niveles más elevados que puedan sobre efectividad y pericia. Estas personas se vuelven peculiarmente capaces y altamente efectivos al ser verdaderamente influyentes, y eso es en buena parte debido a la práctica y devoción.

Daniel fue uno de estos. Poco después que los ejércitos babilonios pusieron sitio a Jerusalén y capturaran un grupo de exilados, el rey de Babilonia llamó al jefe de los funcionarios de su corte para mandarle «que trajese de los hijos de Israel, del linaje real de los príncipes, cuatro muchachos en quienes no hubiese tacha alguna, de buen parecer, enseñados en toda sabiduría, sabios en ciencia y de buen entendimiento, e idóneos para estar en el palacio del rey».

El monarca quería que estos jóvenes aprendieran el idioma y la literatura babilónicas y que fueran educados para ocupar cargos de responsabilidad en el reino.

Daniel era uno de estos jóvenes escogidos –los historiadores señalan que eran, probablemente, adolescentes. La Biblia nos dice que «A estos cuatro muchachos Dios les dio conocimiento e inteligencia en todas las letras y ciencias».

Estos selectos siervos podían entender las visiones y los sueños. Cuando el rey los examinó después de haber sido preparados, descubrió que eran «diez veces mejores que todos los magos y astrólogos que había en su reino».

Quizá el rey no sabía que Daniel y sus colegas eran también santos jóvenes que oraban consistentemente, se humillaban ante Dios, y no temían dar a conocer lo que creían.[31]

Daniel fue, desde la partida, insólitamente dotado pero se dedicó a volverse cada vez más competente en su servicio a la casa real. Daniel hizo su trabajo en forma efectiva durante su vida, sirviendo a tres reyes diferentes y fue verdaderamente influyente en sus vidas y en la vida del reino.

Daniel se distinguió tanto entre los demás líderes del país que estos se pusieron celosos y trataron de encontrar fundamentos para acusarlo. Según la Biblia, «no podían hallar ocasión alguna o falta, porque él era fiel y ningún vicio ni falta fue hallado en él».

Solamente entonces esos funcionarios reales concibieron la estratagema que condujo a Daniel al foso de los hambrientos leones.[32]

Casi todos conocemos el episodio de Daniel en el foso de los leones –cómo lo protegió Dios de todo daño. Pocas personas se dan cuenta de la consistente vida de oración que llevaba Daniel, de su camino con Dios y su habilidad para dar las gracias aunque sabía que podía morir a causa de su fe.[33]

Daniel fue uno de los que Dios elige para ser verdaderamente influyentes. Fue escogido por Dios cuando era joven; luego, se pasó la vida desarrollando la competencia y caminando con su Señor.

¿Cómo se aplica esto a nosotros? Muy pocos son los nacidos en familia de reyes que reciben las oportunidades dadas a Daniel. Escasean mucho los que son tan inteligentes, tan educados o tan cercanos a las personas importantes, pero todos podemos procurar ser lo más competente posible en edificar nuestros trabajos, matrimonios, nuestra calidad de padres, nuestros lugares de servicio y nuestro camino con Dios. El puede ayudarnos a que seamos más competentes como siervos verdaderamente influyentes, en forma independiente de nuestros trasfondos y capacidades innatas.³⁴

Influyentes y pacientes

Aproximadamente un año antes de la primera mañana de Navidad, un anciano sacerdote de nombre Zacarías recibió la visita de un ángel. Lucas escribió que Zacarías y su esposa Isabel eran «justos delante de Dios, y andaban irreprensibles en todos los mandamientos y ordenanzas del Señor».

Deben haber orado para tener hijos, pero no los tenían, por lo cual eran objeto de la menosprecio social. Imagine cómo reaccionaron cuando el ángel les dijo que Isabel iba a tener un hijo, el cual sería extraordinaria y verdaderamente influyente en el mundo.

A los seis meses de esa ocasión, María, joven mujer emparentada con Isabel, recibió también la visita de un ángel cuyo mensaje fue aun más asombroso. Aunque María era virgen, iba a ser la madre del Hijo de Dios, el tan largamente esperado Mesías.

No debiera sorprender entonces que la mujer más joven se apurara en cruzar el montañoso terreno para ir a visitar a Isabel y esperar juntas el nacimiento del primero de estos niños milagrosos.³⁵

Me pregunto si la espera resultó difícil.

Esperar no es fácil y aun más difícil es esperar con paciencia.

Isabel, como antes Sara, había esperado toda su vida que Dios le diera un hijo. Abraham esperó cien años antes de ser padre del prometido hijo. Moisés cumplió los ochenta años antes de ser llamado para el servicio especial. José fue a parar a la cárcel por un delito que nunca cometió y esperó largo tiempo antes que Dios lo usara como persona verdaderamente influyente. Juan el Bautista, el hijo de

Isabel, esperó en el desierto antes de ser usado para anunciar la llegada del Mesías. No sabemos cuánto tiempo esperó el padre del hijo pródigo hasta que éste volvió. Saulo de Tarso, el «instrumento escogido» de Dios, esperó antes de comenzar su activo ministerio. Después que empezó, pasó preso parte de su vida, esperando la oportunidad de seguir con el trabajo que se sentía llamado a realizar.

La madre Teresa esperó más de dos años para que la liberaran de sus votos y así poder empezar el trabajo que la condujo, oportunamente, al premio Nobel de la paz. Los pueblos perseguidos de la Europa Oriental esperaron más de cuarenta años para ser liberados de la opresión comunista.

Y Lloyd Ogilvie esperó.

Aunque fue llevado en la ambulancia después de rozarse con la muerte en las tierras altas escocesas, el pastor californiano protestaba «¿Adónde me llevan?» con su debilitada voz. «¿No pueden arreglar mi pierna, darme unas muletas y mandarme por dónde vine?» Los largos meses de convalecencia no fueron, en absoluto, fáciles, especialmente para este hombre que iba escribiendo por la mitad de un libro sobre esperanza y futuro.

Esperar es difícil porque queremos ponernos en acción de inmediato y seguir adelante con la tarea. Esperar nos ayuda a moldearnos y prepararnos para el futuro servicio. Abraham, Isabel, Juan el Bautista, María y otros fueron capaces de esperar porque creyeron que el Señor cumpliría lo que decía. Estuvieron dispuestos a ser los siervos verdaderamente influyentes del Señor de acuerdo a su tiempo.[36]

Esperar expectantes, sabiendo que Dios controla todo, es una actitud muy desusada hacia la vida. Henri Nouwen escribió: «La vida espiritual es una vida en que esperamos, confiando que nos van a pasar cosas nuevas que sobrepasan con mucho nuestra imaginación, fantasía o predicción. Sin duda alguna esta es una postura muy radical ante la vida en un mundo preocupado por controlar».[37]

Y, ¿cómo respondemos si Dios nos elige para figurar entre su grupo de personas verdaderamente influyentes tan únicamente usado por él? ¿Cómo reaccionamos si El nos toca pero, entonces, nos deja esperando? María rindió su vida a Dios y lo alabó por su bondad.[38] Entonces, esperó.

El mundo está lleno de personas que quieren ser verdaderamente influyentes. La mayoría lo será de manera tranquila y callada. Algunos podrán ser innovadores, visionarios, personas con poder y muy competentes. Algunos ya están siendo verdaderamente influyentes; otros descubren que tienen que esperar un poco más de tiempo.

Cuando Lloyd Ogilvie se recuperó completamente, alguien le preguntó cómo iba a pasar el resto de su vida, cosa que él no hesitó en contestar diciendo que iba a extraer de los recursos ilimitados de Dios «en cada momento y correr con él sobre dos piernas firmes y fuertes».

El Señor tiene planes para ti y para mí. Tenemos la esperanza y el futuro. Podemos ser verdaderamente influyentes pero puede que tengamos que esperar un momento.

Características destacadas del capítulo

• La mayoría de las personas verdaderamente influyentes en el mundo son gente común y corriente que lleva vidas también común y corrientes, pero a veces Dios, en su sabiduría, se inclina y elige a unos pocos individuos para que sean verdaderamente influyentes en las vidas del prójimo, en forma única y altamente significativa.

• Estas personas favorablemente influyentes –aunque insólitas o especiales– suelen ser innovadoras, capaces de lograr que se hagan las cosas y visionarios. Muchos ejercen poderosos impactos. Algunos son desusadamente competentes.

• Los visionarios verdaderamente influyentes son gente de oración, acción, perseverancia y entusiasmo –son personas que irradian celo y sentido de propósito. Pero los visionarios no siempre son personas destacadas decididas a cambiar al mundo.

• Vivimos en un mundo de fluctuante poder, el cual puede ser destructivo y fastidioso, pero finalmente todo poder pertenece a Dios. Hasta el poder del diablo es limitado.

• El poder de Dios suele llegar, muy frecuentemente, a personas que son sumisos y humildes siervos.

• Algunos de los verdaderamente influyentes no son especialmente competentes, sin embargo Dios los capacita, a ellos u otros, para que sean sumamente competentes.

• Ser verdaderamente influyente para y por Dios a menudo abarca períodos de espera que no son fáciles. Esperar con paciencia es todavía más difícil.

17
Usted puede influir en otros

Aullidos de protesta se elevaron cuando los estudiantes supieron las novedades; una cuarta parte del curso firmó una carta de quejas.

Muchos estaban enojados porque la dirección de una prestigiosa universidad para señoritas iba a elegir una oradora para hablar en la graduación, cuya fama se debía al éxito de su esposo y no al resultado de sus propios logros.

El incidente atrajo la atención de todo el país y suscitó la ira de muchas mujeres, especialmente de madres dedicadas a sus labores en forma continua, que se sentían insultadas por las protestas de las estudiantes. La columnista Erna Bombeck, conocida por su sentido del humor, se puso sumamente seria y aconsejó, con firmeza, a las estudiantes que regresaran a clases, escribiendo «ustedes aún no están listas para titularse; aún les falta mucho por aprender».

¿Cómo respondió la invitada?

Barbara Bush aceptó, graciosa y valientemente la invitación y habló al curso que se graduaba de Wellesley, esa universidad para señoritas tan altamente considerada. La oradora invitó a una amiga, Raisa Gorbachev, la esposa del líder soviético que, en esa ocasión, estaba visitando los Estados Unidos.

La señora Bush reconoció en su discurso que no era la preferida para muchas de las alumnas pero prosiguió hablando de preferencias más importantes para el futuro: «Espero que muchas de ustedes consideren elegir tres opciones muy especiales.

»La primera es creer en algo más grande que ustedes mismas, comprometerse con alguna de las grandes ideas de la época». La señora Bush escogió la alfabetización, mucho antes que su marido empezara su carrera por la Casa Blanca, pues sabía que enseñar a leer y escribir a la gente era una manera significativa de ser verdaderamente influyente en miles de vidas, e indirectamente en la nación y la sociedad.

La segunda opción parece menos noble a primera vista pero no es menos importantes. «Muy temprano en mi vida decidí otra cosa, que espero ustedes también elijan», continuó la primera dama, «sea que hablemos de educación, carrera profesional o servicio en algún aspecto, ustedes se refieren a la vida misma y ésta debe tener gozo en realidad; esperamos que la vida sea alegre».

La tercera opción de la señora Bush indicaba «atesorar las relaciones con la familia y las amistades, los contactos con las personas». Edificar las carreras profesionales puede ser importante y satisfactorio pero «primero somos seres humanos con esposos, hijos, amigos y amigas, quienes son la inversión más importante que jamás realicen. Al final de la vida, no lamentarán ni habrán aprobado una prueba más, ni ganado un veredicto más ni cerrado otro trato más. Van a *lamentar* el tiempo que no pasaron con sus esposos, hijos e hijas, amigos, amigas, parientes, padres... El éxito de ustedes... nuestro éxito como sociedad depende no de lo que pase en la Casa Blanca sino de lo que acontece dentro de las casas suyas».

Quizá guiñando un ojo, la primera dama terminó su alocución con algunas palabras de aliento: «¿Quién sabe si en medio de este auditorio puede haber alguien que, un día, seguirá mis huellas y dirigirá la Casa Blanca como esposa del presidente... ¡Le deseo mucho bien!».

¿Dónde hemos estado?

La señora Bush hablaba de ser verdaderamente influyente, aunque nunca usó esas palabras en su alocución para esas graduadas.

Los verdaderamente influyentes suelen ser personas que eligen dedicar sus vidas y energías a las causas que son más grandes que sí mismos. Eligen aprovechar al máximo su vida aunque las cosas se pongan difíciles y buscan maneras para hallar gozo en la jornada. Los verdaderamente influyentes suelen trabajar mucho en sus carreras pero saben que la vida puede ser vacía cuando no hay relaciones profundas y duraderas con la familia y las amistades.

El escritorio donde trabajo está cerca de una ventana por la cual puedo mirar un jardincito florido, y mientras he estado trabajando en este libro, mi mirada se ha dirigido, a menudo, a ese terrenito y he visto los cambios de las plantas que han ido pasando por el verano. Los tulipanes y otras flores de primavera perdieron sus hojas que se marchitaron hace tiempo. Los iris de oscuro púrpura fueron reemplazados por geranios o cardenales de color rojo brillante, otras flores de reluciente amarillo y otras impacientes variedades blancas y de muchos colores. Pronto decaerán los lirios pero las salvias y cinerarias que florecen avanzado el verano empiezan a mostrar su esplendor, hasta que aparezcan los crisantemos del otoño. Algún día, probablemente cuando lleguen las primeras heladas, se van a marchitar todas esas plantas y mi jardincito quedará desnudo otra vez, esperando el frío invernal, tal vez la nieve.

Yo no soy el mejor jardinero del mundo; mis flores no salen todas igualmente bien. Unas crecen altas, de brillante color, se ven desde lejos. Muchas son pequeñas y atraen menos la vista. Unas pocas, como los lirios que veo mientras escribo, ya están pasando su época de esplendor, sus pétalos comienzan a marchitarse y probablemente se caigan luego. Muchas de mis plantas son tan pequeñas que apenas se ven. Otras, sombreadas por las plantas más altas, luchan por salir al sol y del dominio de sus vecinas de jardín más poderosas. Unas cuantas plantas parecen dar estertores para mantenerse vivas. Algunas ya han muerto.

En nuestro viaje por estas páginas hemos visto personas verdaderamente influyentes que son como las plantas de mi jardincito. Algunas son prominentes y muy visibles; otras apenas se ven. Muchas son sanas; otras no. Algunas están empezando a florecer; grandes cantidades han superado su esplendidez. Unas pocas parecen empeñarse por salir de la sombra que le hace otra planta; muchas están en la cumbre de su brillo y productividad. Algunas boquean para mantenerse vivas. Otras ya murieron. Y oportunamente todas se irán, entonces, ¿que quedará?

¿Habrá sido verdaderamente influyente su vida o habrá sido vívida por un momento, hasta florecido y, luego, salido de escena como mis marchitas flores en el otoño?

Los verdaderamente influyentes, como hemos visto, vienen en todas las formas, tamaños, talentos y estilos de influencia. Debido a estas variaciones cuesta mucho definir qué queremos decir con eso de ser verdaderamente influyente, pero quizás en este último capítulo podamos intentar ofrecerle un concepto. *Un «hacedor de diferencias» es una persona cuyas actitudes, valores y acciones alientan, liberan, equipan, enseñan, ayudan o, de alguna otra manera, benefician las vidas del prójimo.* La influencia de quien influye favorablemente en otros puede ser breve o por largo tiempo.

En las páginas anteriores hemos visto que algunas personas son espléndida y verdaderamente influyentes en forma significativa para el mundo, pero más a menudo son personas que hacen cosas comunes y corrientes, que tocan las vidas del prójimo. El libro de los Hebreos contiene una lista inspiradora de hombres y mujeres de fe; hemos visto algo semejante en las vidas de las personas que han aparecido en los capítulos de este libro.

Los padres de Susanna Wesley, Carrie Ponder y Nancy Beach fueron verdaderamente influyentes como padres.

Churchill y Eisenhower fueron verdaderamente influyentes como líderes políticos, al igual que Moisés, David, José y Daniel.

Jessica Siegel, Kenneth Kantzer, Mark Hennebach, Gilbert Bilezikian y R. C. Sproul, todos ellos han sido verdaderamente influyentes como profesores.

Yehudi Menuhin, Sarah Cannon y Tom Landry han sido grandemente influyentes en el mundo del espectáculo.

El señor Ninan fue verdaderamente influyente en la India al cumplir su deber.

Chris y Mildred Sommerfield fueron verdaderamente influyentes al quedarse en casa y orar por los misioneros. Aurelia Rau enseñó en una escuela dominical. Lizbeth y Gladys fueron al basural. Alberta se hizo amiga de un joven que murió por el SIDA. Jane Hill demostró amor a una mujer callejera herida aunque agresiva.

Robert Girard fue verdaderamente influyente al mostrarnos cómo recuperarse después que se esfuma un sueño. Lloyd Ogilvie demostró como esperar con esperanza mientras cura una herida física. Hoshino Tomihiro nos ha demostrado cómo ser verdaderamente influyente cuando la recuperación física nunca llega.

Charles Colson, Henri Nouwen, Paul Tournier y Francis Schaeffer con su esposa Edith, todos han sido escritores muy efectivos que son verdaderamente influyentes mediante sus plumas y procesadores de palabras. Cada uno de ellos podría relacionarse con Albert Schweitzer, la madre Teresa y miles de otros desconocidos y anónimos que trabajan con los necesitados sin ser aclamados.

Kenneth Wessner representa a aquellos que son verdaderamente influyentes en el mundo de los negocios. Lee Strobel ha sido verdaderamente influyente como orador público. Don Michael ha sido verdaderamente influyente en el centro de las ciudades. Dave y Nancy Smith han sido verdaderamente influyentes en mostrarnos fe. Personas apellidadas Matthews, Custis y Finlay han mostrado cómo ser verdaderamente influyentes a través de sus hogares. Bill Russell dejó una lucrativa carrera de abogado y ahora es verdaderamente influyente dentro de su campo misionero. Masaru Horikoshi está surgiendo como persona verdaderamente influyente en el campo de la sicología. El niñito que rescataba a los moluscos en esa playa cubierta de despojos traídos por el mar demostró la manera en que cada uno de nosotros puede ser verdaderamente influyente llegando a una pequeña vida cada vez.

Hay nombres citados en las páginas anteriores que no hemos repetido, nombres bíblicos y contemporáneos, nombres de personas famosas y de quiénes no esperarían ser mencionados en un libro.

Este impresionante paralelo de personas verdaderamente influyentes nos deja con algunas preguntas muy sensatas.

¿Dónde encajaría el nombre suyo?

¿Qué clase de verdadera influencia es la suya y cómo podría llegar a ser?

Desde ahora en adelante ¿qué hará con su vida para ser verdaderamente influyente en forma perdurable?

La Biblia nos recuerda que la vida es como esas plantas de mi jardín. Los seres humanos somos «como hierba, y toda la gloria del hombre como flor de la hierba. La hierba se seca, y la flor se cae».[1]

Pero al contrario de las flores caídas que se van por siempre, la Palabra de Dios permanece. Así también las personas y sus influencias, «y al que sabe hacer lo bueno, y no lo hace, le es pecado».[2]

Consecuentemente entonces, ¿cómo podemos ser verdaderamente influyentes y ejercer un impacto duradero en este mundo –impacto que pueda durar para siempre?

¿Adónde vamos?

Cuando Jesús eligió a los doce discípulos, ¿hubo alguien que considerara que Pedro era una mala elección? Impulsivo, tozudo, escasa educación, inclinado a maldecir y jurar cuando se sentía presionado; candidato improbable sobre el cual edificar la primera iglesia del mundo. Quizá sea cierto que los fariseos miraron a Pedro y vieron solamente a un pescador iletrado, pobre, totalmente insignificante, indigno de una segunda mirada. En cambio Jesús vio en Pedro «al profeta y predicador, al santo y líder de esa única banda de hombres que puso al mundo de cabeza».[3]

¿Qué era lo verdaderamente influyente en Pedro? ¿Cómo llegó a ser el hombre verdaderamente influyente que predicó a una gran multitud en el día de Pentecostés, dirigió a la primera iglesia y escribió dos poderosas epístolas del Nuevo Testamento?

Después de la Resurrección, cuando Jesús habló con Pedro en la playa, le entregó dos guías para vivir. Pedro edificó el resto de su vida sobre esos principios que resumen el mensaje de este libro y señalan el camino para quien quiera ser verdaderamente influyente. Jesús dijo: «Sígueme… Apacienta mi ovejas».[4]

Sigue al Pastor

Muchas son las personas verdaderamente influyentes en este mundo aunque no se interesan por nada religioso ni desean seguir a Jesucristo. Muchas personas llegan a tener éxito en esto de ser influyentes con determinación, mucho trabajo, práctica, valor, destreza, creatividad, persistencia, ambición, motivación propia –quizás mezclada con un poco de inspiración y aliento de terceros. Algunos de los más grandes logros y cambios para el bien de la historia provienen de personas visionarias y dedicadas que están motivados para dejar del mundo hecho un mejor lugar que lo que encontraron.

Pero las personas que son verdaderamente influyentes para y por Dios tienen una diferente serie de prioridades. Quieren conocer a Dios, adorarlo, obedecerlo y llegar a ser más como El. Prefieren esperar que Jesús los guíe antes que precipitarse por cuenta propia con sus proyectos. Oran pidiendo humildad, luchan por la integridad, llevan vidas de pureza y nunca dejan de aprender. En vez de trabajar para edificar sus propios imperios, trabajan para edificar personas. En vez de acobardarse por sus muchas fallas y debilidades, encuentran fuerza en Aquel que es Todopoderoso. Confiesan sus pecados y procuran desarrollar los dones y talentos que Dios les da. Aprenden a hacer de mentores y procuran ser modelos para el prójimo. Conocen sus defectos, cultivan sus habilidades especiales y tratan de cooperar con el prójimo en un espíritu de amor y armonía. Trabajan con diligencia en sus trabajos o profesiones pero son dedicados cónyuges que rehúsan sacrificar sus familias en el altar donde se adora al éxito en la carrera profesional. Algunos verdaderamente influyentes son visionarios, ayudan a las personas, bondadosos y hospitalarios, innovadores, corren riesgos, individuos con pasiones y ambiciones. Si leen esto es probable que la mayoría de ellos piense que «todo esto se aplica a otra persona, ¡yo no soy así! ¡Nunca lo seré!».

El cristiano que honra a su Señor y es verdaderamente influyente, como Pedro, sabe que es débil y propenso a fallar, pero aquel cuando llegó al final de la vida, había aprendido lo que era ser seguidor de Cristo.

Pedro escribió en su mensaje de adiós: «Antes bien, creced en la gracia y el conocimiento de nuestro Señor y Salvador Jesucristo.[5]

Preparen sus mentes para la acción.
Sean santos en todo lo que hagan.
Amense unos a otros profundamente de todo corazón.
Vivan como siervos de Dios.
Muestren el respeto apropiado unos por otros.
Sigan sus pasos.
Vivan en armonía unos con otros.
Estén preparados para responder a cualquiera que les pida dar razón de la esperanza que tienen.
Sean de mente clara y dominio propio.

Vístanse de humildad.

Vivan de tan buena manera entre los paganos que, aunque los acusen de hacer el mal, puedan ver las buenas obras de ustedes y glorifiquen a Dios.[6]

Esas instrucciones continúan en los dos pequeños libros del apóstol Pedro junto con sus advertencias sobre las dificultades de seguir a Cristo. Las cosas valiosas y dignas nunca son fáciles.

Seguir a Cristo y llegar a ser verdaderamente influyente en forma efectiva es toda una posibilidad que insume tiempo, paciencia y disposición para dejar que Cristo conduzca, todo.

Apacienta las ovejas

En la noche en que Jesús fue arrestado Pedro lo negó tres veces. Algunos opinan que por eso fue que Jesús le preguntó tres veces lo mismo, después: «Pedro, ¿me amas?» El Señor dijo a Pedro que apacentara a sus ovejas después de cada respuesta que Pedro le dio.

Quizá Jesús destacaba, mediante esta repetición, que el siervo de Dios, que ama y sigue al Pastor, debe también interesarse en forma activa por el prójimo.

A.W. Tozer escribió una vez sobre grandes santos y gigantes espirituales del pasado, pero podría haberse referido a los verdaderamente influyentes modernos. Los líderes espirituales exhiben, a menudo, fulgurantes diferencias entre sí, escribía Tozer, pero hay rasgos comunes en todas sus vidas. Han sido *espiritualmente receptivos* de modo que han estado abiertos a la guía de Dios e *hicieron algo al respecto*.[7] Dicho con otras palabras, ellos se dedicaron a conocer y seguir a Cristo, el Buen Pastor, y actuaron para dedicarse a la gente, sus ovejas.

Si quiere ser verdaderamente influyente, dedique tiempo a conocer a Dios y él le revelará sus planes para usted. En su momento oportuno, se encontrará envuelto en actividades que exigen sus habilidades y talentos, que imparten genuina satisfacción a su vida y que lo relacionan con otras personas. Su vida puede no mostrar cambios espectaculares pero, algún día, mirará en retrospectiva y reconocerá, tal vez asombrado, que Dios ha sido verdaderamente influyente a través suyo y que continúa usándolo como uno de los suyos que son verdaderamente influyentes.

¿Adónde vamos desde aquí?

Stuart Briscoe cuenta una anécdota de Phillips Broks, el poderoso predicador que vivió hace un siglo, y escribe: «Oh, Aldehuela de Belén». Ese gran hombre iba, ansioso, de un lado a otro de su oficina, musitándose a sí mismo, cuando alguien le preguntó por qué estaba tan perturbado.

Brooks replicó: «Estoy perturbado porque estoy apurado, ¡pero Dios no!»

¿Se ha sentido así alguna vez? Yo pasé durante diez años por una etapa de mi carrera cuando me sentía como una avioneta pequeña que espera el permiso para despegar, a un costado de las pistas de un aeropuerto importante con muchos vuelos aterrizando y despegando. Mientras tanto, me pasaban aviones de toda forma y tamaño, acelerando sus motores y elevándose con belleza y gracia hacia el cielo.

Un día alcancé a pensar que podía quedarme en tierra, sin despegar jamás y ser verdaderamente influyente; entonces dije: «Señor, no resulta nada fácil para mí, que soy persona activa, quedarme donde estoy por toda mi vida si es necesario, sentando en un rincón dispuesto y listo para ir, mientras miro que otros pasan con tu permiso para despegar y ser verdaderamente influyentes».

No puedo decirle dónde me encuentro hoy. Hay días en que me siento como si aún siguiera en la pista, pero no me frustro con tanta facilidad. Mi trabajo es conocer mejor a Cristo y seguir listo para ir adonde y cuando la torre de control divino me dirija. Yo quiero que Jesús conduzca, mostrándome dónde y cómo puedo ser verdaderamente influyente por y para El.

¿Qué pasa con usted?

Si ha leído hasta aquí, le faltan minutos para terminar este libro. Entonces, ¿qué?

¿Va a poner este libro en su biblioteca, o quizás se lo preste a otra persona, y luego olvide lo que leyó? ¿Decidirá llevar a cabo algo de lo que ha leído para luego atarearse tanto con otras cosas que prosiga sin hacer ningún cambio en su vida?

Las página anteriores contienen muchos ejemplos de personas verdaderamente influyentes, ejemplos de personas que pueden ser buenos modelos para que los sigamos. He tratado también de incluir recordatorios y sugerencias para ayudarnos a llegar a ser más efectivos como cristianos verdaderamente influyentes. Mientras llegamos a la última página, ¿puedo exhortarlo a que haga una pausa, ore pidiendo a Dios que le indique cómo puede llegar a ser verdaderamente influyente en la mejor forma? ¿Puede volver a releer algunas partes del libro, si es necesario, para decidir hacer en esta misma semana un par de cosas aquí sugeridas, quizá hoy, con ayuda de Dios y del prójimo? Por favor, no sea la clase de persona que lee un libro sobre el tema de ser verdaderamente influyente y sigue sin cambiar –sin ser más verdaderamente influyente que cuando empezó en la primera página.

James Montgomery Flagg pintó en 1917 un cartel para reclutar tropa para el ejército norteamericano, que debe haber visto al menos una vez. Muestra un Tío Sam de cara adusta, con su sombrero de copa alta, puesto sobre su flotante pelo blanco, que apunta directamente a quién lo mira y, con letras mayúsculas destacadas que cruzan la parte de abajo del cartel, se lee:

YO TE QUIERO
PARA EL EJERCITO NORTEAMERICANO

¿Tiene Dios un mensaje similar en estos días de cambios y tensiones, oportunidades y violencia, esperanza y dificultades? Dios sigue invitándonos a ingresar a las filas de los que han sido sus personas verdaderamente influyentes a través de toda la historia humana. El va a usar a aquellos que ansían dejar que El conduzca. Todo aquel dispuesto a aprender y servir en las filas del ejército de Dios *será* verdaderamente influyente. Todo depende de la manera en que usted responda a su cartel de reclutamiento, cuyo mensaje es simple pero exige una respuesta:

¡DIOS QUIERE QUE TU SEAS
VERDADERAMENTE INFLUYENTE!

Características destacadas del capítulo

• En las páginas anteriores hemos visto una amplia gama de gente verdaderamente influyente.

• Una persona verdaderamente influyente es alquien cuyas actitudes, valores y acciones alientan, liberan, equipan, enseñan, ayudan o, de alguna otra manera, benefician la vida del prójimo. La influencia verdadera de esta persona puede ser breve o duradera.

• El apóstol Pedro debe haber parecido, al comienzo, candidato casi sin probabilidades de ser verdaderamente influyente, pero él aprendió dos lecciones: seguir a Cristo y apacentar sus ovejas. Seguir a Cristo y llegar a ser una de sus personas verdaderamente influyentes es cosa posible para todos los creyentes.

• Cada uno de nosotros tiene que decidir qué hará específicamente ahora para llegar a ser verdaderamente influyente en forma más efectiva.

• Dios quiere que usted sea una de sus personas verdaderamente influyentes.

Apéndice
Verifique el estado de su vida

Periódicamente sirve examinar nuestra vida para evaluar dónde estamos, qué hemos cumplido, cómo hemos gastado el tiempo, adónde vamos y cómo podemos ser más efectivos como personas verdaderamente influyentes. El siguiente ejercicio puede servirle para ese proceso de evaluación.

Guías bíblicas. Empiece con la Biblia para pensar algunos principios que use para establecer prioridades y ser verdaderamente influyente. La lista que sigue no pretende ser completa y usted puede hacer su propia lista, diferente. No obstante comience por considerar lo que sigue:

- Dios da sabiduría y guía si nos confiamos a él (Proverbios 3:5–6).
- Dios da fortaleza si lo atendemos y esperamos (Isaías 40:28–31).
- Dios nos conoce, purga los malos motivos y acciones pecadoras de nuestra vida y nos conduce (Salmo 139:23–24).
- Dios espera que hagamos planes, pero El guía nuestros pasos (Proverbios 16:9).
- Nuestras vidas no nos pertenecen; no dirigimos nuestros pasos (Jeremías 10:23).
- Dios tiene planes para su pueblo. El nos da esperanza para el futuro (Jeremías 29:11).
- Dios nos da éxito en respuesta a nuestras oraciones, cuando vivimos obedientes a El y de acuerdo con sus planes (Génesis 24; Josué 1).
- Dios espera que lo complazcamos (2ª Corintios 5:9).

- Nuestro principal motivador debe ser vivir y compartir el amor de Dios (Juan 13:34-35; 2ª Corintios 5:14).

Examine lo que hace. Tómese unos minutos para responder por escrito estas cuatro preguntas básicas:
- ¿Qué es lo que hago mejor?
- ¿Qué es lo que hago bien?
- ¿Qué es lo que tengo que hacer aunque no me gusta?
- ¿Cuál es la manera en que uso mejor el tiempo?

Cuando haya contestado, examine la lista y compártala con otra persona que lo conozca bien.

¿Cómo cambia su lista a la luz de este análisis?

Evalúe lo que hace. Tome una hoja de papel y divídala en once columnas. La columna de la izquierda debe tener cinco centímetros de ancho, las otras pueden ser más angostas.

1. En la columna ancha de la izquierda anota, en forma de listado, todo lo que hace, hizo y posiblemente hará.

2. En la parte superior de las siguientes nueve columnas escriba las primeras nueve letras del alfabeto.

3. En la columna del extremo derecho, escriba *Totales*. La hoja debe verse así:

Actividades	a	b	c	ch	d	e	f	g	h	Totales

4. Las preguntas que siguen corresponden a cada una de las letras del alfabeto. Por ejemplo, «a» representa a la pregunta «a» que sigue.

a. ¿Esto edifica el reino de Cristo?

b. ¿Esto ayuda y/o edifica al prójimo?

c. ¿Esto insume el uso máximo de mis dones espirituales?

ch. ¿Fortalece a la Iglesia?

d. ¿Contribuye a mi crecimiento espiritual?

e. ¿Esto honra a Cristo?
f. ¿Es de significado crucial?
g. ¿Satisface las necesidades de mi familia y las mías personales?
h. ¿Disfruto haciendo esto?

5. Asigne un número de cero a cinco a cada una de las actividades de la lista de la columna uno; cero es un «no» lo más enfático posible y cinco es un «sí« rotundo.

6. Catalogue las actividades, de a una por vez, y ponga los totales en la columna correspondiente del extremo derecho. Lo que sigue es un ejemplo, puesto que usted puede, por supuesto, asignar números diferentes a cada una de las actividades.

Actividades	a	b	c	ch	d	e	f	g	h	Totales
enseñar en la escuela dominical	4	4	3	5	3	4	3	0	5	31
tomar un curso vespertino	2	3	4	4	2	3	4	5	5	32

7. Ahora mire toda su lista y la cuenta total. Puesto que tiene nueve columnas y la mayor nota es cinco, el puntaje más alto posible es 9 x 5 = 45. Es muy raro tener 45 puntos, pero en general, mientras más alto el puntaje, más significativa para usted es la actividad correspondiente.

Mientras examina los totales, fíjese si hay algunas actividades que tengan puntajes altos que debiera atender mejor y darle más tiempo. ¿Hay otras cosas que debiera tener con menos puntaje? Converse con alguien que sea espiritualmente maduro –y que lo conozca bien– sobre sus conclusiones.

8. Si quiere, repita todo este proceso con preguntas adicionales. Por ejemplo, podría hacer otra columna más para lo que sigue:
- ¿Esto ayuda a que mi carrera progrese?
- ¿Fortalece a mi familia?
- ¿Puedo ser verdaderamente influyente en las vidas del prójimo?

Preguntas finales. En forma independiente de lo anterior, hay varias preguntas finales que deben guiar toda actividad en su vida. Puede pensar otras más de las que siguen:

1. Lo que yo hago, ¿edifica el reino de Cristo y le da honra?
2. Lo que hago, ¿está motivado por el amor de Cristo?
3. Cada cosa que hago, ¿es lo mejor de acuerdo a mis dones y capacidades?
4. Esto que hago, ¿es verdaderamente influyente?

Notas

Capítulo uno
1- Los detalles de la vida de Susanna Wesley fueron adaptados del libro escrito por Sandy Dengler, Susanna Wesley: Servant of God (Chicago: Moody Press, 1987).
2- Tal parece ser la opinión de Samuel G. Freedman en Small Victories: The Real World of a Teacher, Her Students and Their High School (Nueva York: HaperCollins,1990), el libro que escribió sobre Jessica Siegel y su escuela de enseñanza media. Las citas para este capítulo fueron sacadas de una revisión del libro de Freedman, Chester E. Finn, Jr., «How a Good Teacher Burned Out» Insight 5, no. 25 (18 junio, 1990): 62-63.
3- La parábola del buen samaritano se encuentra en los versículos 25 al 37 del capítulo 10 del Evangelio de Lucas.
4- El evangelista Leighton Ford, en una carta a quienes lo respaldan, se refiere a una encuesta realizada a personas mayores de noventa y cinco años, donde se les preguntaba: «¿Qué cambiaría si pudiera volver a vivir?» Las respuestas más comunes fueron aquellas referidas a reflexionar más, arriesgar más y hacer más cosas que permanecieran después de que ellos hubieran muerto ¿Es una manera de decir que les gustaría ser verdaderamente influenciables?
5- Génesis 2:15; 1:28.
6- Romanos 5:8; 10:9; 1ª Juan 1:8-9; Juan 10:10; 3:16; Mateo 28:18-20.
7- Romanos 12:4-8; 1ª Corintios 12; Efesios 4:11-13.
8- Efesios 5:1.
9- Este es el punto de vista de Howard A. Snyder, cuyo libro The Radical Wesley and Patterns for Church Renewal (Grand Rapids: Zondervan, 1980) suplió parte del material para este capítulo.

Capítulo dos
1- Charles Garfield, Peak Performers (Nueva York: William Morrow, 1986), 20. Mencioné a los realizadores de vanguardia en uno de mis libros anteriores pero los traigo nuevamente a colación porque son especialmente relevantes en lo que concierne a ser verdaderamente influyentes.
2- El llamamiento de Moisés está en el capítulo 3 del libro del Exodo. La historia de Jonás se encuentra en el libro del Antiguo Testamento que lleva su nombre. El lector puede enterarse de lo que le pasó a Gedeón en Jueces 6:33-7:25.
3- 2º Reyes 5.
4- 1ª Corintios 1:1-3; 2:3-4.

5- Hechos 20:7-12.
6- 1ª Corintios 1:27-28.
7- Génesis 50:20.
8- Mateo 28:10-20.
9- Isaías 40:28-31.
10- Proverbios 3:5-6; 16:9.
11- Lucas 15:11-32.
12- Lucas 15:13,30.

Capítulo tres
1- Warren Bennis, Why Leaders Can't Lead (San Francisco: Jossey-Bass, 1989), 36.
2- Adaptación de algo dicho por Bill Hybels.
3- 2ª Corintios 8:17, 22; 9:2.
4- Romanos 12:11.
5- Proverbios 19:2; Romanos 10:2.
6- Melvin Kinder,Going Nowhere Fast: Step Off Life's Treadmills and Find Peace of Mind (Nueva York: Prentice-Hall,1990).
7- Santiago 4:10; 1ª Pedro 5:5-6.
8- Mateo 23:12.
9- Warren Bennis, On Becoming a Leader (Reading, Mass.: Addison-Wesley,1989),5.
10- Romanos 12; 1ª Corintios 12; Efesios 4.
11- Proverbios 11:14; 15:22; 20:18; 24:6.
12- Philip B. Crosby, Leading: The Art of Becoming an Executive (Nueva York: McGraw Hill, 1990), 42.
13- Deuteronomio 32:4; 2º Samuel 22:31; Salmo 18:30.
14- Génesis 1:31.
15- Proverbios 6:6-11; 12:24; 19:2; 28:20; 29:20.
16- Colosenses 3:23-24.
17- 1ª Timoteo 6:6-11.
18- Esta cita está tomada de la página 121 del libro que leímos en mi clase: Neil Postman, Amusing Ourselves to Death: Public Discourse in the Age of Show Business (Nueva York: Penguin, 1985). Véase The Agony of Deceit: What Some TV Preachers Are Really Teaching, Ed. Michael Horton, (Chicago: Moody, 1990), para leer un informe realmente perturbador de las distorsiones que presentan algunos ministros televisivos. Véase especialmente el capítulo 10, escrito por Quentin Schultze, titulado «TV and Evangelism: Unequally Yoked?».
19- Elton Trueblood, While It Is Yet Day (Harper & Row, 1974).
20- Ezequiel 15; Juan 15:1-8.
21- Bill Hybels, Honest to God? Becoming an Authentic Christian (Grand Rapids: Zondervan, 1990), 187.
22- Max DePree,Leadership Is an Art,(Nueva York: Doubleday, 1989), 99-100.

Capítulo cuatro

1- Richard Nixon, In the Arena: A Memoir of Victory, Defeat and Renewal, (Nueva York: Simon & Schuster, 1990), 230.
2- Susan Champlin Taylor, «Everyday Heros: Meet Ten People Who Make a Difference Day In, Day Out», Modern Maturity 33, n°3 (Junio-Julio 1990),40-45.
3- Las citas son de la página 17 del libro de Robert C. Girard,When the Vision Has Vanished: The Story of a Pastor and the Loss of a Church (Grand Rapids: Zondervan,1989).
4- Girard,When the Vision Has Vanished, 45-46. Esta cita es una buena advertencia para las iglesias y líderes eclesiásticos exitosos.
5- Juan 13:34-35; Gálatas 5:22-23; Colosenses 1:23; 2:6-7; Apocalipsis 3:8.
6- Colosenses 2:6-7; ver también Santiago 4:10.
7- Girard, When the Vision Has Vanished, 182.
8- 1ª Corintios 12:22; 2ª Corintios 12:7-10.
9- Números 13:26-14:18.
10- Isaías 6:8.
11- Juan 17:4.
12- Santiago 4:13-15.
13- Agradezco a mi amigo Rowland Croucher, de Australia, por recordarme estas verdades. Véase su Still Waters, Deep Waters (Sutherland, NSW, Australia: Albatross, 1987), 214.
14- Mateo 20:26-27. La expresión liderazgo que sirve fue probablemente acuñada por Robert Greenleaf, un ejecutivo de A.T. & T., cuyo libro Servant Leadership fue publicado en 1977 por Paulist Press.
15- Mateo 23.
16- Lucas 10:37.
17- Hebreos 6:10.
18- Mateo 5:12; Hebreos 11:6.
19- 1ª Corintios 4:2.
20- Mateo 22:37-39; Deuteronomio 10:12; Miqueas 6:8.
21- Marcos 1:32-38.
22- DePree, Leadership Is an Art, 73.

Capítulo cinco

1- Salmos 6; 32:4; 38: 102:3-11.
2- Salmo 143: 8, 10.
3- Erich Sauer, In the Arena of Faith (Grand Rapids: Eerdmans,1955),80.
4- 1ª Juan 1:8-2:2; Mateo 18:21-22.
5- Romanos 3:23-24; 1ª Juan 1:9; Gálatas 5:22-23.
6- Por ejemplo, Why Leaders Can't Lead (San Francisco: Jossey-Bass, 1989); On Becoming a Leader (Reading, Mass.: Addison-Wesley, 1989); y el más conocido, escrito con Burt Nanus, Leaders: The Strategies for Taking Charge (Nueva York: Harper & Row,1985).

7- Capítulo 16 de Why Leaders Can't Lead. He recurrido a este libro para escribir varios de los párrafos que siguen.
8- Daniel 1:8; 6:10.
9- Mateo 5:37; Efesios 4:29: 5:10: Santiago 1:22.
10- Bennis, Why Leaders Can't Lead, 117. Para un tratamiento más a fondo de la integridad considerada desde la perspectiva cristiana, véase Ted W. Engstrom y Robert C. Larson, Integrity (Dallas: Word,1987).
11- Lewis B. Smedes formula esa observación en Caring and Commitment (Nueva York: Harper & Row,1988). La investigación hecha por George Barna lo llevó a una conclusión similar. En la actualidad, «el compromiso es considerado como algo negativo porque limita nuestra habilidad para sentirnos independientes o libres, vivir nuevas experiencias, cambiar de idea en el frenesí del momento y enfocarnos en la propia satisfacción en lugar de ayudar a terceros. La gente se compromete gustosa solamente cuando el resultado esperado excede lo que deben sacrificar debido al mismo compromiso», cita de la página 35 del libro de Barna, The Frog in the Kettle: What Christians Need to Know About Life in the Year 2000 (Ventura, Calif.:Regal,1990).
12- Jerry Bridges observa algo muy interesante al respecto en The Practice of Godliness (Colorado Springs: NavPress,1986)93-94: «Nosotros, los evangélicos no somos célebres por nuestra humildad respecto de nuestras doctrinas....Sea cual fuere la posición que asumamos en un área específica de la teología, tendemos a sentir que nuestra postura es absolutamente inexpugnable y que todo aquel que sostiene un punto de vista diferente está por completo equivocado....Irónicamente, mientras más provengan nuestros enfoques de lo que enseñe alguien, en lugar de venir de la misma Biblia, más rígidos tendemos a ponernos para sostener esos enfoques».
13- Lucas 18:14; Santiago 4:10; 1ª Pedro 5:5-6.
14- Isaías 66:2.
15- Hechos 17.
16- 2ª Timoteo 4:13.
17- Bennis y Namus Leaders. Walter Anderson escribió un delicioso libro sobre leer Read With Me:The Power of Reading and How It Transforms Lives (Boston: Houghton-Mifflin,1990).

Capítulo seis
1- Hoshino Tomihiro, Here So Close But I Didn't Know: An Autobiography of a Very Special Painter (Tokio: Kaisei-sha,1988).
2- Proverbios 16:9.
3- Este mensaje titulado «Desencadenemos Nuestro Potencial» fue presentado a la Iglesia de la Comunidad del Arroyo del Sauce, Barrington del Sur, estado de Illinois, el 1º de julio de 1990. Agradezco a Lee

Strobel su permiso para incluir su material, por su amistad y su exhortación personal para mí.
4- Este es un mensaje de la parábola de los talentos. Véase Mateo 25:23.
5- Los puntajes siguieron muy cargados hacia un solo lado durante el resto de la gira de los persistentes rusos.
6- Malcolm Muggeridge, Something Beautiful for God:Mother Teresa of Calcutta (Garden City: Doubleday,1971), 38.
7- Hebreos 10:36; Santiago 5:11; Apocalipsis 2:2-3.
8- Romanos 5:3-5; Santiago 1:3-4.
9- Esta y otras citas del capítulo son del libro de Ester 4:14-16.
10- Hebreos 1:2-3.
11- Hebreos 4:13.
12- Salmo 33:13-15; Mateo 6:28-33; 10:26, 33.
13- Filipenses 2:13.

Capítulo siete
1- Bridges, The Practice of Godliness, 43.
2- Juan 17:3.
3- Génesis 5:21-24; Hebreos 11:5.
4- Jeremías 9:23-24; cursiva del autor.
5- Algunas cosas de lo que sigue las he aprendidas de libros y mensajes de Bill Hybels. Por ejemplo, Honest to God? Becoming an Authentic Christian (Grand Rapids: Zondervan, 1990). Una lectura más complicada pero beneficiosa es el libro de J. I. Packer, Hacia el conocimiento de Dios del cual hay versión en español.
6- La información sobre las conferencias de líderes cristianos está a disposición del lector, si escribe a Willow Creek Community Church, 67 East Algonquin Rod, South Barrington, IL 60010.
7- Juan 12:20-16:33.
8- Juan 15:5, 8.
9- Lucas 6:46-47; Juan 13:34-35; 14;15.

Capítulo ocho
1- Leí por vez primera la historia de esta mujer en «Minnie Pearl, A Gem of a Lady» en Arthritis Today 4, n°2, (Marzo-Abril 1990). También, Sandra P. Aldrich «More than giggles» Christan Herald 112, n° 1 (Enero-Febrero 1990), 12-15.
2- Hebreos 12:3, 7.
3- Hebreos 12:4-11.
4- Los comentarios escritos resumen los capítulos 1 a 6 del libro de Nehemías.
5- 2ª Tesalonicenses 2:1-2.
6- Hebreos 10:32-39.
7- Este perfil fue sugerido por The Daily Walk (Dec.16, 1989).

Capítulo nueve

1- La información sobre ServiceMaster fue tomada de la memoria anual de la firma y de una conversación telefónica con el señor Wessner.
2- Hebreos 12:14.
3- Jerry Bridges,The Pursuit of Holinesss (Colorado Springs: NavPress, 1978),15, 20.
4- 2ª Timoteo 2: 2:21. Ver también Romanos 6:19; 2ª Corintios 7:1; Efesios 4:22-24; 1ª Timoteo 4:7; 1ª Pedro 1:15-16.
5- 1ª Pedro 1:15.
6- Hebreos 12:14; 1ª Juan 2:2-4.
7- Gary R. Collins, Christian Counseling: A Comprehensive Guide, edición revisada (Dallas: Word, 1988).
8- Romanos 12:18-20.
9- Ver, por ejemplo, Hebreos 12:16; 13:4; 1ª Corintios 6:18; 2ª Corintios 12: 21; Gálatas 5:19; Efesios 5:3; 1ª Tesalonicenses 4:3.
10- Gálatas 5:22-26.
11- Charles Colson,Loving God, (Grand Rapids: Zondervan, 1983).
12- W. Steven Brown, Thirteen Errors Managers Make: And How You Can Avoid Them (Old Tappan,N.J.: Revell, 1985).
13- Génesis 25:29-34; Hebreos 12:16-17
14- Hebreos 12:16-17.
15- El Factor Gretzky se menciona en la página 199 del libro de Warren Bennis, On Becoming a Leader (Reading,Mass.: Addison-Wesley,1989). Ver también John Naisbitt y Patricia Aburdene, Megatrends 2000: Ten New Directions for the 1990s ; Joe Cappo, Future Scope: Success Strategies for the 1990s and Beyond (Chicago: Longman Financial Services,1990); y George Barna, The Frog in the Kettle: What Christians Need to Know About Life in the Year 2000, (Ventura,Calif: Regal,1990).
16- Dato de investigación de Denis E. Waitley y Robert B. Tucker, Winning the Innovation Game (Old Tappan, N.J.: Revell,1986).
17- Juan 14:2-4; Hechos 1:6-7, 11; Mateo 24:36.

Capítulo diez

1- Gálatas 6:2.
2- Hebreos 13:1, 3.
3- Nouwen cuenta esta parte de su viaje espiritual en su libro The Road. to Daybreak: A Spiritual Journey (Nueva York: Doubleday,1988).
4- Esto es según William Barclay, The Letter to the Hebrews (Edinburgo: The Saint Andrew Press, 1955), 218.
5- Hebreos 12:18-29.
6- Hebreos 13:2.
7- Génesis 18 describe a tres ángeles que visitaron a Abraham y Sara; Génesis 19 menciona dos ángeles que fueron recibidos por Lot; Jueces

13 describe a un ángel que, bajo la forma humana, visitó a Manoa y su esposa.
8- Romanos 12:13; 1ª Timoteo 3:2; 5:10; 1ª Pedro 4:9.
9- 1º Samuel 18:20-21; 19:11-17; 2º Samuel 6:16-23.
10- Hebreos 13:4.
11- Barclay, The Letter to the Hebrews, 221.
12- Ventura, California: Regal Books, 1978.
13- Hybels, Honest to God, 80.

Capítulo once
1-1ª Timoteo 6:10; Mateo 6:24; Lucas 6:24; Mateo 19:21-22.
2- Philip Yancey, «Learning to Live With Money», Christianity Today 28, nº 18 (14 de diciembre 1984), 30-42.
3- Hebreos 13:5.
4- Richard Foster, Money, Sex and Power (New York: Harper & Row, 1985), 5.
5- Hebreos 13:5.
6- Hebreos 13:5-6; también Deuteronomio 31:6.
7- Filipenses 4:6-7; Hebreos 13:15-16.
8- Marcos 12:43-44; 2ª Corintios 8:12; 9:6-7.
9- Foster, Money, Sex and Power, 76.
10- La historia de Mrs. Hill y su confrontación con Elizabeth fue escrita por su esposo. Ver Edward Victor Hill, «Unforgettable Jane Edna Hill», Reader's Digest (Junio 1990),109-113.

Capítulo doce
1- Esta cita viene de la página 26 del libro de Bob St. John The Landry Legend: Grace Under Pressure (Dallas: Word,1989). Adapté mi descripción de del Día de Tom Landry, 22 de abril de 1989, de ese libro.
2- Hebreos 13:18.
3- Hebreos 13:17.
4- Eclesiastés 4:9-10.
5- Ted Engstrom, The Fine Art of Mentoring (Brentwood, Tenn.: Wolgemuth & Hyatt,1989), 34. Véase Jeff Jernigan, «I've Got You Under My Thumb...and Other Distorted Views of Accountability» Discipleship Journal 10, nº6 (Nov-Dec,1990),10-14, para una revisión breve pero concienzuda de la responsabilidad de rendir cuentas.
6- Véase Dallas Willard, The Spirit of the Disciplines: Understanding How God Changes Lives (Nueva York: Harper & Row, 1988). La cita es de Flora Wuellner y aparece en la página 22.
7- Glandion Carney, Heaven Within These Walls (Ventura, Calif.: Regal,1989),169.
8- Agradezco a mi amigo Devlin Donaldson, de Compassion International, por su permiso para usar esta anécdota de su propia experiencia en el golf.

9- Hechos 2:42.
10- 2º Samuel 24.
11- Proverbios 11:4.
12- Jim Spencer, «The Teacher Who Marches to an Up Beat» Chicago Tribune (29 de mayo de 1986).
13- Hebreos 13:9.
14- 2º Timoteo 4:2-5.
15- En el capítulo tres mencioné un libro que sirve para mantenerse sobrio aunque es triste pues varios autores, muy astutos, demuestran que algunos de los más prominentes predicadores de la televisión son culpables de enseñar herejía flagrante—y muchos de ellos ni siquiera se dan cuenta del daño que hacen. Véase Horton editores, The Agony of Deceit.
16- Dos libros recientes y excelentes, son Christians in the Crossfire: Guarding Your Mind Against Manipulation and Self-Deception, de Mark McMinn y James Foster (Newberg, Ore.: Barclay Press,1990) y Witch Hunt de Bob y Gretchen Passantino (Nashville: Nelson,1990).
17- Mateo 7:15-23; Gálatas 5:22-23.
18- Passantino, Witch Hunt, 51.

Capítulo trece
1- Hebreos 13:18-19.
2- Donald G. Bloesch, The Struggle of Prayer (San Francisco: Harper & Row,1980).
3- Esta idea es del libro de Bill Hybels Too Busy Not to Pray: Slowing Down to Be With God (Downers Grove, Ill.: InterVarsity Press, 1988).
4- Me topé por primera vez con esta idea en el libro Praying with Power de Lloyd John Ogilvie, (Ventura, Calif.: Regal, 1983).
5- Rowland Croucher, Still Waters Deep Waters (Claremont,Calif.: Albatross Books,1987), 49, 147.
6- 1ª Pedro 3:18; Hebreos 9:26.
7- Romanos 12:1-2.
8- Hebreos 13:15-16.

Capítulo catorce
1- La señora Ponder recibió el segundo Premio Anual para Adultos por- «Misión Cumplida» que otorga el Centro Juvenil de Chicago, el 17 de julio de 1990. Su historia fue narrada en una crónica periodística a cargo de Constanza Montaña, «Determined Mother of 8 Helps Her Kids Beat the Odds» Chicago Tribune (8 de julio de 1990).
2- Partes de los resultados preliminares de estas investigaciones se encuentran en un artículo de Carol Kleinman, «Personal Woes Top Drugs as Job Problem», ChicagoTribune, (8 de julio de 1990).
3- Génesis 12:4; Hebreos 11:8.

4- Génesis 14.
5- Génesis 16.
6- Génesis 18:14; 22:14; Hebreos 11:13-19.
7- Hebreos 13:5.
8- Efesios 5:33; 1ª Pedro 3:7; 1ª Timoteo 3:4; Efesios 6:4; 1ª Pedro 2:17; 3:15.
9- Mateo 7: 3-5.
10- Efesios 4:15.
11- 1ª Pedro 2:12, 15-16, 21, 23; 1ª Juan 3:18.
12- Engstrom, The Fine Art of Mentoring, 50.
13- Santiago 2:22-23.
14- Mateo 20:20-27.
15- Marcos 10:45.
16- 1ª Corintios 12:7.
17- Santiago 4;10; 1ª Pedro 5:6.
18- Tito 2:2-3.
19- Examino con más detalle este tema de los mentores en los capítulos doce y quince. Para más información, véase Ted Engstrom, The Fin Art of Mentoring.

Capítulo quince
1- Valerie Bell narra su historia en Nobody's Children (Dallas: Word, 1989).
2- El caso de Alberta se cuenta en las páginas 191-192 del libro Counseling and AIDS, de Gregg Albers (Dallas: Word, 1990).
3- 1º Samuel 30.
4- Estas preguntas son una adaptación inspirada por el libro Honest to God? de Bill Hybels, 113, 139.
5- Las dos «leyes de seudodinámica académica» de Bennis están en la obra Why the Leaders Can't Lead? del autor homónimo.
6- Jeremías 45:5.
7- Santiago 3:14-16.
8- Gálatas 5:20; Filipenses 1:16; 2:3.
9- Romanos 15:20.
10- 1ª Tesalonicenses 4:11.
11- Jerry Harvill elabora más detalladamente este punto en «Ambition: Vice or Virtue?» Discipleship Journal 10, 4, (Julio-Agosto 1990), 12-14.
12- 2ª Corintios 5:9.
13- Romanos 12:2.
14- Daniel J. Levinson, Charlotte N. Darrow, Edward B. Klein, Maria H. Levinson, y Braxton McKee, The Seasons of a Man's Life (Nueva York: Alfred A. Knopf, 1978).
15- Engstrom, The Fine Art of Mentoring, 4, 108.
16- Ted Engstrom ibid, 115.

17- 2ª Corintios 4:16-18.
18- Hechos 7:54-8:1.
19- Filipenses 3:17; 4:9.
20- 1ª Corintios 11:1; Santiago 3:13; 1ª Pedro 2:12.
21- Douglas LaBier, Modern Madness: The Emotional Fallout of Success (Reading, Mass.: Addison-Wesley, 1986).
22- El material de los párrafos precedentes fue tomado de un artículo de Billie Davis, «Don't Throw Bread From the Truck and Other Lessons I've Learned About Helping People» World Vision 34, 4, (Agosto-Septiembre 1990),12-14.
23- Thomas Peters y Robert Waterman, In Search of Excellence: Lessons from America's Best-Run Companies (New York: Harper & Row, 1982).
24- Engstrom, The Fine Art of Mentoring, 116.
25- Lucas 14:28-29.
26- Crosby, Leading, 8.
27- Eclesiastés 12:12.
28- Josué 1:1-9.

Capítulo dieciseis
1- Jeremías 29:11.
2- EL libro que relata el accidente fue escrito por el mismo Ogilvie, A Future and a Hope (Dallas: Word, 1988).
3- Capítulos 4 y 5 del libro de Jueces.
4- Santiago 4:10; 1ª Pedro 5:5; Josué 1:7-9; Mateo 20:26-28.
5- Del The Reaper (Febrero 1962), 459. Citado en Spiritual Leadership, de J. Oswald Sanders (Bromley, Kent, Inglaterra: Marshall Pickering,1967), 21-22.
6- Una serie de películas fue realizada junto con el doctor C. Everett Koop que llegó a ocupar por muchos años el cargo gubernamental norteamericano más importante para un médico.
7- George Barna, «How's Your Vision», Discipleship Journal, 10, 4, Julio-Agosto 1990, 6-9.
8- Bennis, On Becoming a Leader, 39, 6.
9- Sanders, Spiritual Leadership, 48-51.
10- Bennis, On Becoming a Leader, 83.
11- Debería ser evidente que no usamos el término visiones en el sentido de apariciones, alucinaciones, fantasmas, sueños nocturnos o supuestas visitas de ángeles u otros seres sobrenaturales y extraterrenales.
12- 1ª Corintios 9:16-17; 2ª Corintios 5:14.
13- Barna, «How's Your Vision?»,9.
14- 2ª Timoteo 3:12; 1ª Pedro 4:12-15.
15- 1ª Samuel 16:7; 1ª Corintios 4:2,5.
16- Michael Korda Power! How to Get It, How to Use It (Nueva York: Random House, 1975).

17- La tesis de Alvin Toffler está en su libro Powershift: Knowledge, Wealth, and Violence at the Edge of the 21st Century (Nueva York: Bantam, 1990).
18- Foster, Money, Sex and Power, 176.
19- Efesios 6:12.
20- Agradezco a Don Cousins, de la Iglesia de la Comunidad del Arroyo del Sauce, de Barrington del Sur, Illinois, por sus oportunos conceptos y sermón «Permanece firme y fuerte cuando los demás te derriban» que se basó en Daniel 6:1-10 y fue predicado el 26 de julio de 1990.
21- Los siguientes párrafos son adaptaciones de del libro Money, Sex and Power, 189-192.
22- Colosenses 2:15.
23- 1ª Juan 4:4.
24- Mateo 28:18.
25- 1ª Pedro 5:8.
26- Lucas 9:1-6.
27- Gálatas 5:22-24.
28- 2ª Corintios 12:9,10.
29- La cita que empieza este párrafo y la historia de las iglesias en Alemania son de «The Fall and Rise of East Germany» Christianity Today 34, 7, 25 de abril de 1990,16-18, escrito por James R. Edwards.
30- 1ª Corintios 1:26-30; 2:2-4.
31- Daniel 1:3-4, 17, 20; 2:19-23, 27-28.
32- Daniel 6:3-5 .
33- Daniel 6:10.
34- 2ª Corintios 3:6.
35- Lucas 1:6, 13-17, 26-39.
36- Lucas 1:38, 45.
37- Robert Durback, ed., Seeds of Hope: A Henri Nouwen Reader (Nueva York: Bantam, 1989),105.
38- Lucas 1:38; 46-49.

Capítulo diecisiete
1- 1ª Pedro 1:24.
2- Santiago 4:17.
3- Sanders, Spiritual Leadership, 50.
4- Juan 21:19,17.
5- 2ª Pedro 3:18.
6- Estas líneas están tomadas de los capítulos uno y dos de 1ª Pedro.
7- A. W. Tozer, The Pursuit of God. (Camp. Hill, PA.: Christian Publications, 1982), 67. Este libro fue publicado originalmente en 1969.